HEYNE BÜCHER

Von Bernhard Ludwig
ist als Heyne-Taschenbücher erschienen:

Anleitung zum Herzinfarkt · Band 01/6988

BERNHARD LUDWIG

ANLEITUNG ZUM DICKWERDEN

Aufspecken durch Diät

Originalausgabe

WILHELM HEYNE VERLAG
MÜNCHEN

HEYNE ALLGEMEINE REIHE
Nr. 01/7918

Printed in Germany 1990
Umschlagzeichnung: Manfred Deix
Zitat S. 80 aus: Hans Paasche: Die Forschungsreise des Afrikaners
Lukanga Mukara ins innerste Deutschland. © 1988 by Donat Verlag, Bremen
Umschlaggestaltung: Atelier Ingrid Schütz, München
Satz: Werksatz Wolfersdorf GmbH
Druck und Bindung: Ebner Ulm

ISBN 3-453-03340-X

*Für die vergnügliche Unterstützung zu diesem Buch,
das auch mein persönliches Bauch- und
Bewegungsprogramm revolutionierte, sorgten
Marlies Dames und Dieter Magometschnigg.
Herzlichen Dank.*

Inhalt

Teil 3
Fettzelle Familie

Teil 4
Basiswissen Auf- und Abspecken

Anhang zum Dickwerden

Vorwort

Wem die Waage über Lebensglück entscheidet, dem biedert sich die Blitzdiät als Glücksbringer an. So wird der Schlankheitstraum zum Alptraum für Millionen. Der größte Denkfehler im Schlaraffenland besteht vermutlich darin, dem Überfluß durch vorgetäuschte Hungersnot zu entfliehen. FdH heißt die vermeintliche Jahrhundertformel, die die schmackhaften Kalorien und schönheitsunwürdigen Pölsterchen an Po und Hüfte bändigen soll. Dabei ist in zwei super-dikken amerikanischen Forschungsberichten von 1950 bereits bewiesen, welch katastrophale Folgen eine halbierte Nahrungsaufnahme hat: Sättigungsstörung, Heißhunger, psychische Belastung und vieles Schreckliche mehr, was Millionen inzwischen selbst (nach-)erlebt haben. Zu allem Überfluß ist kaum eine(r) dabei nachhaltig schlank geworden. Nur das schlechte Gewissen hat sich vermehrt – und häufig genug auch die Fettreserven. Fazit: Dick durch Diät.

Die beiden gewichtigen Bücher haben inzwischen Staub angesetzt, weil kaum einer sie richtig lesen wollte. Nun kommt ein Autor wie Bernhard Ludwig daher und beschreibt in seinem schlanken Büchlein, wie mann/frau auf dem schnellsten Weg dick wird. Ist Bernhard Ludwig wirklich ein Satiriker, ist er ein Zyniker oder beschreibt er die Realität? Will er mich (als Leser) auf den Arm nehmen? Zu allem Überfluß ist Ludwig selbst studierter Psychologe, was die Sache nicht einfacher macht.

Vielleicht ist aber unsere Realität eine zynische Satire. Dann ist Ludwig nur ein gewissenhafter Beobachter. Nein, auch nicht. Gelegentlich übertreibt er. Gelegentlich übertreibt aber auch die Realität, und der Autor findet keine Worte dafür. Es ist vertrackt mit diesem Trick, den der Autor als Stilvariante benutzt.

Offen bleibt, wer der bessere Satiriker ist: Ludwig oder die Realität. Sie, als Leser, müssen entscheiden.

Der unterhaltsam-erschreckende Wert der nachfolgenden Seiten liegt einfach darin, daß hier jemand in paradoxer Verfremdung sagt, was Wissenschaftler sich nicht zu sagen trauen. Wer seinen Traum ›Schlankheit durch Diät‹ deuten lassen möchte, sollte unerschrocken zügig lesen. Schockieren werden Sie die nachfolgenden Zeilen (auch aus anderen Gründen). Aber lesenswert (und leider auch wahr) ist die Quintessenz dieses Buches. Es hätte bereits erscheinen müssen, als der Schlankheitswahn sich noch nicht selbst als Real-Satire verselbständigt hatte.

Zum Wohle des Lebensglücks derer, denen die Diät als vermeintlicher Glücksbringer viel Lebensqualität gekostet hat, sei dieses Buch wärmstens empfohlen. Sie merken, ich habe mich bereits von der Philosophie des Buches anstecken lassen. Möge es Ihnen auch so ergehen. Viel ernsthaften Spaß bei aller Infektionsgefahr durch diese Lektüre.

Prof. Dr. Volker Pudel,
Leiter der Ernährungs-
psychologischen Forschungsstelle
der Universität Göttingen

Das Aha-Erlebnis I

Dicker: »Ich war etwas mollig und habe mich blendend gefühlt, als ich mich zu meiner ersten Gewichtsreduktion entschlossen habe. Ich habe hunderte Kilo ab- und wieder zugenommen und habe heute um 20 Kilogramm mehr als vor meiner ersten Kur. Jetzt ist mein Blutdruck erhöht, meine Blutwerte im oberen Grenzbereich, ich muß wieder 25 Kilo abnehmen, habe aber Angst vor einem neuen Rückfall.«

Ludwig: »Die Angst ist berechtigt, weil Therapeuten und ihre Opfer seit Jahren einer Anleitung zum Dickwerden gehorchen, ohne sie je gelesen zu haben.«

Dicker: »Muß ich aufgeben?«

Ludwig: »Nein. Erst wenn Sie diese Anleitung gelesen haben, können Sie für sich entscheiden, ob Sie zu folgenden drei Änderungen bereit sind.

Nie wieder abwiegen.
Nie wieder hungern.
Nie wieder Diät.«

Dicker: AHA.

TEIL 1

Was Sie selbst tun können

Würde ein Experte von einem anderen Stern durch unsere zivilisierten Länder gehen, hätte er den Eindruck, daß die meisten Menschen sich durch Abspecken unglücklich und fett machen. Wenige Tricks reichen aus, um dieses Ziel langsam zu erreichen. Kontrollieren Sie in diesem Teil ihre persönlichen Möglichkeiten für dauerhafte Fettsucht.

Starten Sie mit einer Waage

Sie fühlen sich rundherum wohl, leistungsfähig, fröhlich und genießen heiter ihren Geschlechtstrieb? Gegen diese Lebensqualität haben wir ein einfaches Mittel. Eine Waage und eine Idealgewichtsformel – Körpergröße in Zentimeter minus Hundert gibt noch lange nicht das Gewicht, das Sie haben sollten. Besitzen Sie einen kleinen Penis, ziehen Sie vom Ergebnis 10 Prozent, besitzen Sie keinen, 15 Prozent ab. Vor Ihnen liegt das Ideal- und Zielgewicht, das Sie unbedingt erreichen sollten. Begnügen Sie sich nicht mit einer wöchentlichen Abwaage wie bei professionellen Weightwatchers. Nein! Wiegen muß in Fleisch und Blut übergehen. Vor der Sauna, nach der Sauna, vor dem Stuhlgang und nach dem Geschlechtsverkehr. Entdecken Sie neue biophysikalische Phänomene. Z. B.:

1. 1 Liter Bier = 600 cal
   1 Liter Wein = 700 cal
   1 Liter Milch = 750 cal
   1 Liter Mineralwasser = 0 cal
   sind gleich schwer.
2. Eine Woche im Bett liegen reduziert Muskulatur und Gewicht am schnellsten.
3. Ein Kilogramm Fett abbauen dauert eine ganze Woche, wenn Sie die Bilanz täglich um 1000 Kalorien reduzieren.

4. Machen Sie eine Blitz-crash-Superdiät und nehmen dabei 5 Kilogramm pro Woche ab. Raten Sie jetzt dreimal, was Sie abgenommen haben, Fett, Eiweiß oder Wasser?
5. Tricksen Sie die Waage aus: auf einem Bein stehen, 4 Schnapsaufgüsse in der Sauna und der Verzicht auf Ohrgehänge und Unterwäsche zeigt, daß Sie auf dem richtigen Weg sind.
6. Schließen Sie auf Ihr Gewicht Wetten ab. Gewinnen Sie mit Abführmitteln, Aderlässen, Entwässerungstabletten, Gewaltmärschen und Amputationen.
7. Lassen Sie Ihr Gewicht professionell bewachen, z. B. bei den Weightwatchers, ignorieren Sie aber das ausgewogene Rundumprogramm und konzentrieren sich auf den Applaus bei der Abwaage.
8. Vermeiden Sie Fitness-Studios, die mit Muskelaufbau Ihr Idealgewicht gefährden.

Mit all diesen Wiegeexperimenten erreichen Sie eine Änderung des Gewichts unter optimaler Schonung des Fettgewebes. Etwas Übung und es wird immer leichter, vor allem das Ausgangsgewicht nicht nur zu erreichen, sondern sogar zu übertreffen.

Der Körper hat Hunger

Speichelfluß

Wenn man Nahrung sieht oder riecht und gerade streßfrei und hungrig ist, zeigt ein Speichelfluß Eßbereitschaft. Lernen Sie jedoch, auch mit trockenem Mund zu essen. Mit kalorienhaltigen Spülflüssigkeiten geht es mit der Zeit immer besser. Vielleicht gelingt auch ein erstes Konditionierungsexperiment. Koppeln Sie fernsehen und essen so lange, bis auch ein zerschmetterter Motorradfahrer in der Sportschau Speichelfluß auslöst.

Knurrender Magen

kann auch bei reichlicher Kalorienzufuhr gezüchtet werden. Trainieren Sie das Schlucken und Schlingen von immer größeren Bissen. Beschleunigen Sie den Eßakt durch Festklammern an das Besteck, großzügige Schnitte und beherzte Spülschlucke. Erst wenn Sie für ihre Schnitzel weniger Zeit brauchen (injaculatio praecox) als für ihren vorzeitigen Samenerguß (ejaculatio praecox), gehören Sie zu den quicken Fastfood-Menschen, die uns gerade noch gefehlt haben. Ignorieren Sie den guten Gandhi und seinen Satz: ›Feste Speisen soll man trinken, flüssige Speisen soll man essen‹, und betrachten Sie diesen Spruch als Beschäftigungstherapie für arbeitslose Penner.

Hungriges Blut

Ein Kernstück jedes Auf- und Abspeckprogramms ist die geschickte Nutzung des schwankenden Blutzuckerspiegels. Unser typisches Semmel-Marmelade-Frühstück leistet etwas ganz Besonderes. Rasche Sättigung und eine neuerliche Hungermeldung nach 90 Minuten. Plagen Sie sich nicht mit Kauen. Ein heißer Leberkäs, ein Stück Kuchen und ein Glas Sekt Orange – und das Blutzuckerjojo bewegt sich weiter. Lassen Sie ruhig eine Mahlzeit aus und überkompensieren Sie bei der nächsten. Wenige große Mahlzeiten halten den Blutzucker in Schwung und Sie in gelähmter Wurschtigkeit. Hier ist eine sehr beliebte Abzweigung für alle, die sich neben dem Körperfett einen Herzinfarkt organisieren wollen. Weil natürlich auch Zigaretten, Streß, Alkohol und Kaffee dieses Übungsprogramm intensiv fördern.

Zehn Sättigungsspiele

Krampfhaft Dünne haben ein seltsames Eßverhalten, sie beißen und kauen sich bis zur Hälfte durch, werden langsamer und beenden das Essen, obwohl noch etwas auf dem Teller liegt. Dieser unhöfliche Interruptus kann Übergewichtigen und denen, die es bleiben wollen, nicht passieren.

1. Satt ist man, wenn alles Eßbare auf dem Teller vernichtet ist.

2. Wenn Ihre Kinder so langsam essen, daß das Essen den Geschmack verlieren würde, plündern Sie doch schon beim Servieren den Kinderteller auf das Existenzminimum.

3. Ein hohes Maß an Selbstbehauptung zeigen Sie, wenn Sie auch Fremde um halbe Schnitzel bitten. »Wie schmeckt denn hier das Schnitzel« ist eine unauffällige Vorbereitung für den Kalorienraub.

4. Die wahre Sättigung ist also nicht das Verschwinden des Hungers. Achten Sie statt dessen auf das leise Aufsteigen von Unbehagen und Völlegefühl.

5. Wechseln Sie den Schneider und Ihre Konfektionsgröße. Wenn das zwischendurch nicht ausreicht, hängen Sie die leicht geöffneten Jeans an breite Hosenträger und essen weiter.

6. Wenn dann scheinbar nichts mehr geht, beginnen Sie mit Zucker- und Salzgemischen als

Fernsehknabbergebäck. Sie werden staunen, wieviel Säckchen noch Platz haben. Wieder ein kleines Experiment, wie Sie den Sättigungspunkt weit hinausschieben können.

7. Faszinierend ist auch der Trick der Haubenköche, mit einem süßen Zwischengang den Gaumen neu zu öffnen. Führen Sie deshalb ständig Zucker und Schokoladenkonfekt bei sich, um auch bei bodenständigen Gelagen das Weiteressen zu ermöglichen. Einfach genial ist es auch, sich das Beste bis zum Schluß aufzuheben.

9. Vor allem, wenn Sie für die bereits genannten Bettelspiele zu bescheiden sind, sollten Sie sich bei Einladungen für das Abservieren melden. Aus den Augen der Wachhunde können Sie die teuren Delikatessenreste heimlich und schnell vor dem sicheren Verderb retten.

10. Alkohol desinfiziert und es ist keineswegs unappetitlich, sondern ein Zeichen von Ökokultur, die teuren Wein- und Champagnerreste fremder Menschen an den eigenen Geschmackspapillen vorbeizukippen.

Pflegen Sie Qualitätsignoranz

Von ausgezeichneten Delikatessen wird praktisch niemand dick. Die fünf- bis achtgängigen Menüs der Kochtempel können Sie arm, aber nicht fett machen, außer Sie greifen zu flankierenden Maßnahmen: Entweder Sie essen schon zu Hause vor oder sie bestehen im Restaurant auf ausreichend Brot und Butter, schon vor dem ersten Gang. Unverschämtheit beim Käsebrett und eine echte Pommes- oder Würstelbude als letzten Gang, um endlich satt zu werden, sind Voraussetzung, um einen langen Abend nicht in einem Kaloriendefizit enden zu lassen. Trainieren Sie sich langsam von den hervorragenden über mittelmäßige bis zu den borderline Gerichten der Quantitäts- statt Qualitätsrestaurants durch. Eine ähnliche Geschmackserweiterung üben Sie bei alkoholischen Getränken. Lächeln Sie dagegen über den Kabarettisten Felix Dvorak, der sich in seinem Buch ›Über Dicke‹ zur Lebensqualität bekannte: »Esse und trinke nur das, was Dir wirklich schmeckt. Du wirst staunen, wie wenig das eigentlich ist. Was Dir nicht schmeckt, lasse stehen, wo und von wem Du auch eingeladen bist. Aber das, was Dir schmeckt, genieße ohne Reue.«

Vermehren Sie ihre Eßglöckchen

Bei der Diskussion des Speichelflusses haben wir schon angedeutet, welche enormen Möglichkeiten die Konditionierung bietet. Der Entdecker, Pawlow, koppelte so lange ein Glöckchen mit dem Präsentieren einer Fleischmahlzeit bei einem Schäferhund, bis dieser alleine auf das Läuten mit Speichelfluß reagierte. Spielen Sie mit Ihrer Fantasie: Das Glöckchen Zeit eignet sich gleich gut wie das Anhängen von Alltäglichem an das Essen. Am einfachsten koppeln Sie prinzipiell Essen und Trinken. Immer wenn Sie Durst haben, knabbern Sie auch, und immer wenn Sie essen, spülen Sie mit flüssigen Extrakalorien nach.

Wie Sie sich bewegen sollten

Am besten gar nicht, wäre kurz und bündig die Antwort. Einmal zuviel, einmal zuwenig, sind abwechslungsreiche Alternativen dazu. Was Sie aber wirklich brauchen, ist, daß Sie soviel Bewegung wie möglich im Alltag vernichten. Vermeiden Sie das Zufußgehen auch nur kurzer Strekken, nehmen Sie das Auto, wo das Fahrrad nützlicher wäre und investieren Sie jede schnelle Mark in Bewegungskiller. Fahrstühle, Fernsteuerungen, Rasenmäher, in denen Sie sitzen können und einen Autogötzen, der Brems-, Lenk- und Schaltsklaven besitzt. Nur Verrückte machen ihr Garagentor noch mit der Hand auf. Kaufen Sie sich Slipper gegen das Schnürsenkel-Bückproblem und lassen Sie die Mark, die Ihnen aus der Hand fällt, als Almosen für die Bedürftigen liegen. Nicht einmal bei der Selbstbefriedigung müssen heute mit Schweiß und Keuchen Orgasmen aus dem müden Körper gelockt werden, wenn Sie sich in den ›good vibrations‹ Abteilungen der Erotikläden kalorienschonend eindecken. Die Bewegungsbremse müssen Sie nur am Beginn bewußt ziehen. Später können Sie gar nicht mehr zurück.

Drei Kampftechniken wider die Natur

Sofortregulation

Mindestens 15 Minuten dauert es, bis Ihre ersten Stoffwechselbausteine im Gehirn melden, daß neue Nahrung kommt und ein eventuelles Hungergefühl gestoppt wird. Manchmal benützt die Sofortregulation die Kombination Kauen und Schlucken als schnelle Eßbremse. Überfüllen Sie schon vor dem Eintreten der zentralen Sättigung den Magen, gibt es auch ein Notstop-Signal. Sie sehen, es ist ein Wettlauf mit der Zeit und eine Frage der Nahrungszusammensetzung. Nur mit langsamen Kohlehydraten wie Vollkorn, Vollreis, Obst, ergibt sich eine langanhaltende Sättigungsmeldung. Faserstoffe verlangsamen die Resorption und das Kauen. Wollen Sie Ihre Sofortregulation außer Kraft setzen, müssen Sie das Essen beschleunigen und auf energiedichte Lebensmittel zurückgreifen. Salz, Zucker und Fett, unsere steinzeitlichen Raritäten, bewertet Ihr Unterbewußtsein hoch und hilft dabei, die Kurzzeitregulation außer Kraft zu setzen.

Mittelfristige Regulation

Selbst wenn man sich bei einer einzelnen Mahlzeit überißt, reguliert der Körper rasch nach und schiebt den nächsten Hunger hinaus. Dieser Mechanismus funktioniert nur bei Dünnen, die noch nie ihre Regulation zerstört haben. Hier dauert das Neuauftreten eines Hungergefühls oft einen ganzen Tag, wenn bei der Einzelmahlzeit überzogen wurde. Warten Sie diese Zeit nicht ab und organisieren Sie die nächste Mahlzeit. Die Fernsteuerung wird die Organisation durch Speichelfluß lohnen. Flankierende Maßnahmen wie das Schlucken großer Bissen und der schwankende Blutzuckerspiegel möchten wir an dieser Stelle nochmals in Erinnerung rufen.

Langfristige Regulation

In unseren Erbanlagen ist ziemlich sicher schon ein bestimmtes Gewicht vorgegeben. Dieses Gewicht nennen wir Setpoint, und der ist ebenso typisch für die Individualität wie Augenfarbe, Nasenlänge und Körpergeruch. Dennoch gibt es einen wichtigen Unterschied:

Sie starten zwar mit einem angeborenen Setpoint, aber durch konsequentes Überessen können Sie ihn langsam höhersetzen. Jetzt wird dieses neue Gewicht verteidigt. Einige Male sollten Sie das Hinaufschrauben des Setpoints schon schaffen.

Selbst spektakuläre Sprünge nach oben im 5–10-Kilogramm-Bereich sind zu erreichen. Erfolgreich werden Sie allerdings nur durch einseitige Diätmaßnahmen, die unserer steinzeitlichen

Regulationszentrale Stoffwechseldefizite wie bei ›Hungerkatastrophen‹ vorspielen.

Das Gewicht geht hinunter, der Setpoint wird hinaufgesetzt! Noch während Sie sich über den kurzfristigen Erfolg freuen, haben Sie den langfristigen Schaden im Gehirn angerichtet.

Willkommen im Club der dicken Raucher

›Rauchen macht schlank‹ – empfehlen nicht nur pervertierte Knechte der Tabakindustrie, sondern auch vereinzelt Ärzte, die ihre persönliche Nikotinsucht schlecht verkraften. Sie haben natürlich recht: Der Setpoint geht nach unten, hunderte Kalorien werden zusätzlich verbrannt und der Blutzuckerspiegel wird mit Nikotin kontrolliert. Es handelt sich hier um einen simplen Tausch, Risiko gegen Risiko, bei dem Sie mit dem Rauchen das höhere Risiko gewählt haben.

Wenn Sie dies nach Jahren durchschaut haben, sind wir wieder voll auf der Linie unseres Buches. Hören Sie jetzt auf zu rauchen, nehmen Sie mehr Kilogramm zu, als Sie je gehabt haben. Wenn Sie nach nur wenigen Wochen entsetzt in den Spiegel schauen und wieder zur Zigarette greifen, brauchen Sie mehr und stärkere als je zuvor. Willkommen im Club der dicken Raucher!

König Alkohol

Wenn Sie mit Ihren Trinkgewohnheiten im Trend liegen, stehen die Chancen gut, daß Sie nichts ändern müssen. Normale Männer leben mehr als 10 Wochen des Jahres von den Kalorien aus alkoholischen Getränken (20 Prozent der Tageskalorien). Normale Frauen bringen es immerhin auf 10 Prozent der Tageskalorien, d. h. 5 Wochen des Jahresbedarfes werden aus mehr oder weniger prozentigen Getränken gedeckt.

Falls Sie noch nicht trinken, eröffnen sich Ihnen fantastische Möglichkeiten, Ihre Energiebilanz zu kippen. Haben Sie das Sektfrühstück verpaßt und zu den Weißwürsten kein Bier getrunken (ohnehin kulturlos), dann bestehen Sie wenigstens auf einen appetitanregenden Aperitif.

Ideal hilft der Alkohol jedoch bei der Bekämpfung diverser Unterzuckerungen während des Tages. Kontrollieren Sie doch selbst die Befindlichkeit: schlecht fühlt man sich erst, wenn man den Alkohol nicht mehr hat. Verharmlosen Sie den Alkohol durch simples Kalorienzählen, wenn Sie eine Abspeckaktion laufen haben.

$^1/_8$ l Wein für einen Fastenden ist ein sehr guter Beginn für das Ende einer qualvollen Reduktionsdiät. Die solcherart möglichen Enthemmungskalorien können wir nochmals locker mit 10 Prozent des Jahresbedarfs veranschlagen.

Die sieben Kalorien pro Gramm Alkohol leisten

daher etwas Besonderes und sollten in keinem Auf- oder Abspeckprogramm fehlen. Allerdings ist Alkohol nicht gleich Alkohol, beachten Sie die Qualität in alkoholischen Getränken: Auch nur wenige Milligramm Methylalkohol erzeugen Beschwerden am nächsten Tag, die ausschließlich von Bier beherrschbar sind. Sollte dieser Morgen-danach-Trick bei Ihnen nicht mehr funktionieren, haben Sie die beruhigende Gewißheit, bereits in die Gruppe der chronischen Alkoholiker zu gehören. Ihr Dauertropf hat den Körper zu neuen Stoffwechselwegen gezwungen.

Essen beruhigt

›Essen beruhigt‹ – ein simples Naturgesetz, das immer noch an vielen Managern spurlos vorübergeht. Sie verlieren wertvolle Zeit mit komplizierten Entspannungstechniken und Time-management-Seminaren, wo etwas fastfood Zeit und Kilo sparen würde.

Der berufstätige Mensch von heute hat daher zwei vordringliche Trainingsziele:

1. Setzen Sie Essen als einziges Sofortmittel gegen Unlust und Frust ein
2. Zerstören Sie die natürliche Sperre, Streß und Essen zu kombinieren.

Lassen Sie sich nicht irritieren, wenn Sie keinen Speichelfluß vor dem Essen haben, auch Ihr restlicher Verdauungstrakt ist noch nicht ready.

Bereiten Sie sich durch konsequentes Streiten am Mittagstisch mit ihrer Familie auf die diversen dienstlichen Arbeitsessen vor. Vor allem die Hilfe des bereits so gelobten Alkohols sollte die Kombination Streß und Essen immer attraktiv werden lassen.

Stellen Sie sich selbst die Depressionsfalle

Die Experten streiten wieder einmal, was früher da war, die Depression oder das Übergewicht. Dabei können Depressionen durch gieriges Kohlehydratlechzen zwischen den Mahlzeiten selbst behandelt werden und damit Übergewicht erzeugen. Die Kohlehydrate erreichen im Gehirn die Ausschüttung eines Neurotransmitters, nämlich Serotonin. Ein Medikament mit dem Wirkstoff Fluoxetin kann das gleiche Kunststück ohne Kohlehydrate und täuscht damit das Gehirn. Der Effekt ist natürlich, daß diese depressionsbedingten Kohlehydratgeier weniger zu sich nehmen und abnehmen.

Selbst ist der Mann und die Frau, heißt unsere Devise. Behandeln Sie Ihre Depression mit einigen Kilogramm Schweizer Schokolade. Wenn Sie aber zufrieden und glücklich sind, haben Sie durchaus Möglichkeiten, Ihre Depression selbst zu züchten. Kultivieren Sie ihre negativen Selbstgespräche, benörgeln Sie formelhaft ihren Körper, den Partner, den Chef im besonderen und die Weltsituation im allgemeinen. Entscheidend ist die hundertfache Wiederholung, wenn das Ganze im Gehirn wirksam werden soll. Das Kohlehydratlechzen kann bei fast jedem Menschen zudem durch eine strenge Eiweißmastkur mit strenger Kohlehydrateinschränkung ausgelöst werden. Weniger zeitaufwendig ist es, den Blutzuckerspiegel aus dem Lot zu bringen. Wir haben ja schon auf die Möglichkeit des simplen Marmeladenfrühstücks hingewiesen. Finden Sie sich damit ab, daß es nur bei jedem zweiten Erwachsenen funktioniert. Es gibt genug andere Psychotricks zum Fettansatz.

Kümmern Sie sich um Ihren Kummerspeck

Streß, Ärger und Langeweile lassen sich rasch mit einer Essens- oder/und Alkoholkombination behandeln. Nur Übung macht den Meister, um die wirksamste Dosis zu finden. Wenn Ihr Leben langweilig und einsam ist, kultivieren Sie das Essen zum Zeitvertreib für den ganzen Tag. Konzentrieren Sie sich dabei auf kochen, essen und trinken.

Gleichgesinnte finden Sie in jeder Eckkneipe, und Sie sparen sich dabei sowohl den Anblick schöner Menschen in den verschwitzten Fitness-Studios als auch die aufmunternden Sprüche in Selbsthilfegruppen à la Weightwatchers. Haben Sie jedoch unangenehme Erledigungen vor sich, können Sie vielleicht mit einiger Übung durch kleine Koch- und Eßpausen unangenehme Terminarbeiten in die allerletzte Nacht hineinpferchen.

Radikale Psychologen, die Probleme lieber bei der Wurzel packen, meiden Sie wie die Pest. Entspannungstechniken, Partnertherapie, Selbstbehauptungstraining oder gar ein Sexualseminar, das den Jahrhundertmief aus Ihrem Großhirn wäscht, ist allemal teurer als eine Wurstsemmelselbstbehandlung, die in unserer Gesellschaft zudem besser akzeptiert wird.

Wenn Sie jedoch von solchen Radikalmaßnahmen nichts halten, müssen Sie sich überlegen, ob Sie sich nicht einen Therapeuten suchen sollten, der Ihnen hilft, nach mühsamer Gewichtsabnahme garantiert wieder zuzunehmen.

Wie Sie den richtigen Therapeuten finden

1. Leicht fällt die Entscheidung, wenn Sie schon mehrere Ab- und Aufspeckkuren hinter sich haben. Kehren Sie doch einfach an den Diättatort zurück. Kurorte und Diätapostel leben davon, aus diesem Problem einen running joke über das ganze Leben zu gestalten.

2. Achten Sie darauf, daß die Relation zwischen dem, was geboten wird und dem, was es kostet, möglichst weit auseinanderklafft. In der Psychologie nennt man das kognitive Disonanz. Es hilft eben einfach mehr, wenn eine Behandlung teuer ist.

3. Achten Sie auf Vokabeln wie Blitz, crash, super, Alkohol erlaubt, neu und garantiert. Dann wissen Sie, daß Sie hier gut aufgehoben sind.

4. Hervorragend geeignet sind Therapeuten, die Einzelschicksale beschreiben, um es dann für alle gleich anzubieten, also der Schluß von einem auf alle. Sie können es sich aber auch einfacher machen. Wenn Sie noch eine viertel Stunde Zeit haben, lesen Sie doch einfach im nächsten Teil, was sich Therapeuten überlegen, um Sie in die Auf- und Abspeckfalle zu locken.

TEIL 2

Anleitung zum Dickmachen für Therapeuten

Warnung

Achtung, liebe Schwestern und Brüder im Speckhemd! Dieses Kapitel ist für Therapeuten und wird gefährlich. Verwirrung und Ärger sind mögliche, erwünschte Nebenwirkungen, die ich ganz bewußt in Kauf nehme.
Alle Aufgefetteten, die sich in den Fallen der Fast-Mäster wohlfühlen und sich Ihre Naivität bewahren wollen, sollten auf den folgenden Ernährungshorror vom Feinsten verzichten.

Kleine Therapeuten-Typenlehre

Vereinfacht gibt es zwei Sorten von Übergewichtstherapeuten. Apostel, die echt daran glauben, daß sie ein Rezept gegen das Auf- und Abspecken haben. Sie wenden zeitweise die eigenen Spielregeln an und sind daher leicht zu identifizieren. Sie haben selbst ein permanentes Übergewichtsproblem, auch wenn sie zwischendurch einmal eine Woche lang dünn sind. In einer entsprechenden Studie fand man 80 Prozent aller Spezialisten in dieser Gruppe.

Die verbleibenden 20 Prozent machen die Therapeuten mit dem Erbdefekt einer schlechten Futterverwertung aus. Sie neigen zur Vereinfachung auf ein reines Bilanzproblem und halten die Dikken für Willensschwache, die man lebenslänglich begleiten bzw. schröpfen muß. Beide Gruppen leiden an schlechten Langzeitergebnissen und an der Tatsache, daß es immer schwieriger wird, neue Übergewichtige zu rekrutieren und zu Dauerpatienten zu machen. Wir wollen hier helfend eingreifen und verraten, wie Sie, Herr Therapeut, gezielt Normalgewicht in Übergewicht verwandeln können. Wenn Sie weder Humor noch Selbstsicherheit haben, reißen Sie dieses Kapitel heraus, bevor es Ihre Diätopfer lesen.

Manipulieren Sie die Statistik

Wenn Sie sich nur auf Diätopfer spezialisieren, die schon krankhaft übergewichtig sind, werden Sie niemals eine Yacht Ihr eigen nennen. Bewahren Sie sich deshalb einen ökonomischen Konservativismus und beharren Sie auf der Idealgewichtswelle. Es macht einfach einen Unterschied, ob per definitionem die Hälfte der Bevölkerung oder nur 10 Prozent als übergewichtig eingestuft werden. Unsere Zielgruppe sind die Normalgewichtigen, die ja die längste Lebenserwartung haben und sich alleine dadurch zum Dauerpatienten eignen.

Organisieren Sie den Dauerpatienten

Dauerpatient heißt nicht, das Eßverhalten langsam über Wochen und Monate und damit die Körperstatur zu ändern. Konzentrieren Sie sich auch, wenn Sie nur ambulante Möglichkeiten haben, auf Maßnahmen, die maximal 3–4 Wochen dauern. Zwischendurch brauchen Ihre Opfer Zeit, um mehr Kilo zuzunehmen als sie je gehabt haben. Keine Angst, bei Ihnen haben sie ja abgenommen. Sie werden wie geprügelte Hunde voll Reue über den Sündenfall an den Diättatort zurückkehren. Besser ist es allerdings, Sie beteiligen sich an einem bankrotten Hotel in ruhiger Lage und schröpfen stationär. Je weniger Sie zum Essen bieten, je teurer müssen Sie sein. Keine Skrupel vor totalem Fasten zum Vollpensionspreis. Halten Sie sich an folgende Faustregel:

200 Kalorien pro Tag	200,– DM
100 Kalorien pro Tag	300,– DM
0 Kalorien pro Tag	400,– DM

Schlimm genug, daß das derzeit langfristig am erfolgreichsten verlaufende Programm der Welt nur 45,– DM pro Jahr kostet! Der Universität Göttingen ist es vorzuwerfen, daß sich schon 200 000 Dicke pudelwohl fühlen. Für Sie ein wahrhaft abschreckendes Beispiel. Bekämpfen Sie dieses Vier-Jahreszeiten-Individualprogramm, bei dem man nur essen darf, was schmeckt.

Up-Setting: Schrauben Sie den Gewichtsregler hoch

In unseren Grundlagenkapiteln konnten Sie nachlesen, daß der individuelle *Setpoint* keine unverstellbare Größe ist. Wie Sie nun eine Situation herstellen, in der das Gehirn des Normalgewichtigen glaubt, es wird verhungern, ist eigentlich fast völlig egal. Am sichersten wirkt jedoch totales Fasten. Schon nach zwei Tagen ist Alarmstufe 1 im Gehirn. Das Unterbewußtsein glaubt ans nahe Ende, schüttet alle Endomorphine (unsere Glückshormone) in die Blutbahn und erzeugt damit die Euphorie der Todgeweihten. Woher sollte das Unterbewußtsein auch den Unterschied zwischen einer krausen Idee und einer echten Hungerkatastrophe kennen? Sie brauchen Ihre Spezialdiät sicher nicht sehr zu modifizieren. Der Trick funktioniert immer. Das Gehirn hat nur die eine Handlungsfreiheit: das Programm unseres Gewichtsreglers, des *Ponderostaten,* zu ändern. Die neue Parole fürs Unterbewußtsein – falls es wieder etwas zu essen gibt – heißt: zuschlagen. Nur *die* Menschen haben die Evolution überstanden, die diesen Trick in den Erbanlagen hatten. Darum ist es durchaus möglich und einträglich, gewichtskonstante Normalgewichtige aus dem Lot zu bringen. Betonen Sie nach Ihrer Gehirnwäsche die Notwendigkeit der jährlichen Auffrischung und Sie haben einen echten neuen Dauerpatienten gefunden.

Senken Sie den Grundumsatz

In dem Moment, wo Sie Ihre Opfer kalorienmäßig unterversorgen, reagiert der Körper mit Sparmaßnahmen. Als erstes macht er die Hautoberfläche kälter und spart damit Wärmekalorien. Alle Luxusschaltungen, die eine weitere Gewichtszunahme verhindern, werden umgepolt. Wiederum keine Angst. Trotz aller Sparmaßnahmen muß er mit dem Gewicht herunter. Die begleitende Inaktivität fördert den Muskelabbau und das darin enthaltene Wasser. Die Waage beweist den Erfolg Ihrer Kur, und die neu etablierten Sparmechanismen werden immer noch wirken, wenn das Ausgangsgewicht schon lange überschritten ist.

Konkretes Beispiel: Jemand, der mit 3000 Kalorien pro Tag sein Gewicht gut hält, kann nach einer 1000-Kalorien-3-Wochen-Kur einiges abnehmen. Aber mit der anschließenden 2500-Kalorien-Alltagsdiät alles wieder zunehmen.

Kassieren Sie für das Entwässern

Der Traum moderner Alchimisten, gebrauchtes Wasser in Geld zu verwandeln, hat sich beim Schröpfen von Übergewichtigen bewährt. Gehen Sie davon aus, daß Übergewichtige wiegegeil sind. Es ist ihnen völlig gleich, ob sie Fett, Wasser oder Muskeln abnehmen. Der maximale Fettabbau ist für den Mann 2 Pfund pro Woche, für die Frau 1 Pfund. Dafür kriegen sie niemals jemanden zur stationären Behandlung, die so ein halbes Jahr dauern müßte. Daher greifen wir sowohl das extrazelluläre Wasser als auch die wasserreiche Muskelzelle direkt an.

1. Streichen Sie Kohlehydrate und forcieren Sie Eiweiß.
2. Entwässern Sie medikamentös oder je nach Idiotologie mit schwer dosierbaren Naturmittelchen.
3. Waschen Sie den Darm von oben mit Bittersalz und von hinten mit hochsitzenden Einläufen. Beeindrucken Sie Ihre zu allem bereiten Patienten am besten mit einer aufwendigen Darmwaschmaschine.
4. Verringern Sie die Muskulatur. Empfehlen Sie ruhig Spaziergänge, Zimmerfahrradfahren, ja sogar Joggen oder ein x-beliebiges anderes Herz-Kreislauf-Bewegungstraining. Die verbesserte Herz-Kreislauf-Kondition hilft mit, zu

Hause rascher wieder zuzunehmen. Wir sparen nämlich in Zukunft nicht nur 30 Prozent der Herzschläge ein, sondern auch ca. 300 Kalorien in der Energiebilanz. Sie müssen nur darauf achten, daß die Körpermuskulatur nicht gefördert wird. Das würden die Gewichtskurve und Ihre Opfer sicher nicht verzeihen.

Bestehen Sie auf Fernsteuerung

Übergewichtige sind hungrig, wenn sie Essen sehen, riechen, schmecken. Sie sind dann satt, wenn nichts mehr da ist. Diesen Fernsteuermechanismus müssen Sie über Ihre Kur retten. Was immer Sie servieren, es wird genug sein. Vor allem, wenn Sie teuer genug sind. Der Übergewichtige darf nicht lernen, sich nach seinen noch vorhandenen Körpersignalen zu ernähren. Wenn er hungrig ist, geben Sie nichts mehr, wenn er gerade satt ist, muß er trotzdem essen. Vertrauen Sie darauf, daß die Fernsteuerung in einer fetten Welt stark genug ist, um im Alltag die nächste Kurreife vorzubereiten.

Bewachen Sie das Gewicht

Wenn Sie nicht den Parameter Körpergewicht beibehalten, sind alle unsere Bemühungen umsonst. Die Waage ist deshalb so nützlich, weil sie nicht differenziert, was gerade ab- oder zugenommen wird. So können Sie locker den Muskelabbau als Fettreduktion verkaufen. Die neuerliche Zunahme im Fettbereich spielt sich ja wieder außerhalb ihres Einflußbereiches ab und der Etikettenschwindel Fett statt Muskeln wird nicht auffallen. Messen Sie auf keinen Fall die Stärke der Fettfalten, das Verhältnis Bauchumfang zu Hüftumfang oder die genauen Körperrelationen.

Streicheln, rütteln und wärmeln Sie

Schon bei der ersten Aktion sorgen Sie dafür, daß das Selbstbewußtsein und das Selbstwertgefühl der Übergewichtigen mehr abnimmt, als die beklagte Fettschicht. Bei einem so einfachen Verhalten wie Essen oder Nichtessen kann nur der Betroffene selbst schuld sein, wenn es nicht funktioniert.

Das steigert die Bereitschaft, immer wieder neue und alte Tricks einer unterstützenden Zusatzbehandlung zu verkaufen. Am glaubwürdigsten sind Aktionen, die das Fett direkt angehen. Etwas Ausbildung und ein kindliches Gemüt genügen, und niemand wird Sie strafrechtlich verfolgen, wenn Sie ganze Fettschürzen wegschneiden und mit langen Saugküretten das Fett dort abtreiben, wo es die Natur hinaufgetrieben hat. Wenn Ihre Opfer für diese teure, schmerzhafte und meist noch entstellende Körperschändung noch nicht bereit sind, attackieren Sie mit weniger aufwendigen Methoden das Fettgewebe. Wärme vermittelt ein Gefühl, als ob man die Muskeln bewegt hätte. Massieren hilft zumindest dem Masseur gegen Bewegungsmangel. Schlankmachende Bäder sind ebenso genial vermarktbar wie die Königsidee, Bewegung in der Hitze als Fettschmelze zu verkaufen. Schütteln und Rütteln muß heute natürlich nicht mehr mit der Hand geregelt werden. Vibratoren von der Fußsohle bis zum fetten Schädel für Buben und für Mädel erfreuen die dicken Alt- und Jungspatzen. Das Neueste ist jeweils Trumpf. Hat man noch vor Jahren Muskeln elektrisch stimuliert, bewegt man heute passiv die Übergewichtigen mit riesigen Maschinen, als ob sie sich wirklich selbst bewegen würden. Ein Team von guten Rechtsanwälten und eine ausreichende Haftpflichtversicherung empfiehlt sich für die Zauberinstitute, die mit sündteuren Jahresverträgen auch Schwerkranke zum Weitermachen zwingen wollen.

Nutzen Sie die Euphorie des Fastenden

Entscheidend für das neuerliche Auftauchen Ihrer Übergewichtigen ist nicht der langfristige Sinn einer Intervention, sondern ein oberflächliches Wohlbefinden. Das erreichen Sie durch geschicktes Ausnützen der körpereigenen Glückshormone, der Endorphine. Keine Angst vor Ausflügen in die Neurophysiologie. Der Körper produziert, wenn Sie die Kohlehydrate streng heruntersetzen oder gar totales Fasten empfehlen. Kündigen Sie kleine Umstellungsschwierigkeiten für die ersten zwei Tage an, sie werden daraufhin sicher eintreten und damit Ihre Glaubwürdigkeit verewigen. Die Schwelle ist sicher so groß, daß solche heroischen Versuche Ihrer Opfer nur unter fachmännischer Anleitung gewagt werden. Die Droge Fasten funktioniert, macht süchtig und unterstützt hervorragend Jojoeffekte. Ausgewogene Diäten, in denen alles drin ist, können dieses Highgefühl nicht auslösen und müssen sich zusätzlich mit kaum merkbaren Gewichtssenkungen von ca. 1 Pfund Gewicht pro Woche bescheiden. Meist sind es die seriösen Forscher, die auf diesen langfristigen Weg bestehen und sich praktizierende Ärzte als Multiplikatoren suchen. Dazu wird viel Schulung nötig sein. Sie haben noch einige Jahre Zeit.

Das Geld liegt im Darm

Seit dem Märchen vom Goldesel wissen wir, daß im Darm vieler Esel Golddukaten zu holen sind. Am einträglichsten auch hier der Job mit Messer und Nadel. Schließen Sie das Gedärm kurz, oder entfernen Sie den Magen stückchenweise, bis Sie ein Mineralstoffmangel zur Rückoperation zwingt. Der mit der Operation verbundene Erkenntnisschub bei diesen Patienten verhindert meist eine oftmalige Wiederholung dieses Darmjojos. Die Prozedur ist genauso wenig verboten, wie das wochenlange Verschließen von Ober- und Unterkiefer durch Spitzbuben der Zahnmedizin. Diese Methoden bringen zwar viel Geld, benötigen aber doch die seltene Kombination von exzentrischen Therapeuten und skurilmasochistischen Patienten.

Lenken Sie die Aufmerksamkeit auf ein medizinisches Wunder, das sich nahezu täglich in jedem Körper ereignet. Wieviel Nahrung stecken wir in uns hinein und wie wenig kommt dabei heraus? Meine damals 5jährige Tochter Katharina empfahl mir im Rahmen meiner zahlreichen Selbstversuche zum Abspecken eine voluminösere Entleerung. Sie ahnte nicht, daß sie damit eine Milliardenidee neu entdeckt hatte. Nach der Formel Nahrungseinnahme minus Nahrungsausgabe ist gleich Schlacke, wurde erst gar nicht lange gesucht, sondern gleich damit begonnen zu therapieren. Die Schlacken wurden gejagt, wo man sie vermutete: im trägen Darm, der selbst zu faul für den Weitertransport war, Unmengen von Kot sinnlos speicherte und damit den Körper systematisch vergiftete.

›Der Tod sitzt im Darm‹ – war die malerische Begleitfantasie der abführenden und darmwaschenden Industrie. Viele Fabriken und Kurorte würden erbarmungslos eingehen, würde der Entschlakkungswahn plötzlich gestoppt werden. Abführtabletten sind die am häufigsten mißbräuchlich verwendeten Tabletten in den zivilisierten Ländern. Noch befriedigender als das orale Hinunterwürgen von Tabletten ist es, die letzten Meter des Darms mit deutscher Gründlichkeit zu reinigen.

Einläufe verschiedener Reichweiten verhindern das wichtige Rückresorbieren von Flüssigkeiten und Mineralstoffen aus dem Dickdarm. ›Non olet‹ – ist unser Kampfschrei, was soviel heißt, wie, daß auch das Geld aus dem Darm nicht stinkt. Diese Symbiose zwischen Darmwäschern und Darmträge(r)n muß doch ein psychoanalytischer Leckerbissen sein.

Das Geniale am Schlackenkonzept ist, daß auch hier wieder die Therapie der Auslöser für die erfundene Krankheit ist. Etwas mehr Bewegung, als zur Nahrungsaufnahme und Fortpflanzung notwendig ist, und ein Recycling der ›nutzlosen‹ Faserstoffe in die Nahrung würde jeden rasch davon überzeugen, daß es keine geheimen Schlakken gibt.

Das Max-Planck-Institut kam übrigens etwas aufwendiger zum gleichen Ergebnis. Schlacken sind Stoffwechselfantasien des Gehirns, die man im restlichen Körper nicht dingfest machen kann.

Fünf Bewegungsvarianten zum Aufspecken

Bewegung ist ein schwieriges Kapitel im Auf- und Abspeckgewerbe. Nur im Schatten eines Muskelaufbauprogramms können die Muskelzellen während einer Abspeckphase geschont werden. Dabei wird die Geschwindigkeit des Abspeckens geregelt und die Umverteilung im Körper organisiert. Hier ist das wichtigste Schlupfloch, wo Ihnen Dauerpatienten entwischen können. Darum übt der weise Gewichtswächter in diesem Punkt Enthaltsamkeit. Über Bewegung reden ist Silber, über Bewegung schweigen bringt Gold. Die berühmteste Gewichtswächterrorganisation verbrennt sich nur in Österreich mit einem flankierenden Bewegungsprogramm die dicken Finger. Ersparen Sie sich die Detailüberlegungen und rechnen Sie Ihren Opfern vor, daß Bewegung nichts bringt. Zeigen Sie die Standardtabellen her, wie wenig man essen muß, um wildeste Bewegungsorgien zu egalisieren. Verweisen Sie auf dadurch vermehrten Hunger und Durst und beenden Sie die Diskussion mit der Frage, ob schon irgend jemand auf einem Betriebsausflug je abgenommen hat. Wenn Sie allerdings Bewegung als zusätzliche Schröpfquelle sehen, gibt es genug Möglichkeiten, Ihr persönliches Bewegungsangebot zu entwickeln, ohne Gefahr zu laufen, Dauerkunden zu verlieren. Die wichtigste Erkenntnis vorweg: Bewegung verhindert rasche Gewichtsreduktion. Doch gehen wir doch Schritt für Schritt Ihre Möglichkeiten durch und wählen Sie selbst aus:

1. Methode: No Sport

Wenn Sie als Therapeut direkt von Bewegung abraten, ist das auffällig. Erreichen Sie lieber Bewegungsarmut durch Mangelernährung, Fasten oder durch eine Psychopharmaka gesteuerte Schlafkur. Oft vertreibt auch eine klassische Badekur jede Lust auf Bewegung. Der Vorteil ist uns schon klar, Muskelabbau etc.

2. Methode: More Sport

Sie können ähnliche Effekte wie mit ›no sport‹ erreichen, wenn Sie geschickt Phasen der Überbelastung mit langen Erschöpfungspausen und evtl. kleinen Verletzungen kombinieren. Wie erkennen Sie aber, ob Ihr Programm richtig liegt? Ob Sie mehr schaden als nützen?

– Schmerzen sind immer ein gutes Zeichen, daß Ihren Patienten die Freude demnächst vergehen wird. Natürlich kann man den Muskelkater auch mit wenig Bewegung organisieren, nämlich indem man sowohl das Aufwärmen als auch das Abwärmen vergißt. Manipulieren Sie kurzfristig die Schmerzschwelle durch extrem laute Musik und versorgen Sie beim Abschalten die Verletzten.

- Ein einfacher Weg ist, das Training so lange zu übertreiben, bis der Schweiß ihrer Opfer kalt ist. Der Körper beginnt zu sparen und ist jetzt in Dauerstreß.
- Die Atmung muß so gesteigert werden, daß Ihre Patienten nicht mehr sprechen können.

3. Methode: Herz-Kreislauftraining

Herz-Kreislauftraining ist eine kaum bekannte Möglichkeit, die Energiebilanz Ihrer Patienten zu kippen. Dreimal in der Woche einen Zielpuls 180 minus Alter über 10 kurze Minuten halten und schon passiert es. Der ganze Kreislauf wird ökonomischer. 30 Prozent der Herzschläge werden gespart und jede kleine Alltagsbelastung ist weniger anstrengend und verbraucht weniger Kalorien. Mit diesem zusätzlichem Bewegungsprogramm muß man nun 300 Kalorien pro Tag weniger essen, um Figur und Gewicht zu halten. Hier liegt auch das Geheimnis, warum man nach einem Sporturlaub Fett zunimmt, obwohl man gleichviel ißt wie vor dem Urlaub mit Gewichtskonstanz.

4. Methode: Das Etwas-Bewegungsprogramm

Durch unser modernes Leben wäre es gar nicht notwendig, den Körper zusätzlich durch Diätkuren zu entmuskeln; durch das Nichtbenützen wird die Muskulatur automatisch reduziert, und es ist rein körperlich unmöglich, viele Kalorien in kurzer Zeit zu verbrauchen. Wenn nur ›etwas‹ Bewegung gemacht wird, kommt die Energie nicht aus dem Fettgewebe, sondern ausschließlich aus dem Kohlehydratspeicher in der Leber und in der Restmuskulatur. Dieses Glykogen wird rasch verbraucht und rasch nachgebildet, ohne daß die Fettreserven angegriffen werden müssen. Sie sehen, es entsteht noch immer keine Gefahr für Ihre Dauerpatienten.

5. Methode: Das Muskelaufbauprogramm

Glücklicherweise steht vor dem einzigen Gang zum langfristigen Abspecken ein umfassendes Muskelaufbauprogramm. Kaum jemand ist bereit, hier zu beginnen, weil man schon bald nach dem Beginn dieses Programms gewichtsmäßig schwerer wird. Basis für den Start ist eine gute Herz-Kreislauf-Kondition, die wir schon besprochen haben und die alleine schon zur Gewichtszunahme ausreichen würde. Muskelaufbau erreicht man durch maximale Belastung und wenig Wiederholung an den Kraftmaschinen eines Fitnesscenters. Handgestrickte Programme mit freien Hanteln führen sicher zu Verletzungen noch bevor ein Muskel gebildet wurde. Die geringe Wiederholungszahl und niedrigen Gewichte führen dazu, daß nur wenige Kalorien verbraucht werden, aber die Muskelsubstanz bereits langsam wächst. Da die Muskelzelle mehr Wasser bindet als die Fettzelle, klettert der Zeiger der Waage nach oben. Spätestens an diesem Frustrationspunkt muß Ihr Schützling aufhören, denn dahinter beginnt der einzige Weg zum echten Abspecken.

Mit der wachsenden Kraft werden immer mehr Kalorien verbraucht, wenn man seine Kraft verdoppelt hat, stoppt ein Normalmensch seinen optischen Muskelaufbau, aber das ist eher eine ästhetische als eine gesundheitliche Frage.

Jetzt beginnt eine unheimliche Körperumstellung. Mit leichten Gewichten kann man mit vielen Muskelgruppen viele Wiederholungen machen. Der Kalorienbedarf wird dabei so gesteigert, daß Glykogen nicht mehr ausreicht, sondern die Fettreserven zur Verbrennung herangezogen werden müssen. Zusätzlich erhöht sich der Grundumsatz um 40 Prozent mehr als bei reiner aerobischer Muskelbelastung und das über viele Stunden.

Endorphine, unsere Glückshormone, werden so reichlich ausgeschüttet, daß ab dieser Phase ein leichter Suchtfaktor langfristige Begeisterung sichert. Therapeuten, die diese Therapie kennen und trotzdem praktizieren wollen, verbieten bei diesem Programm das Abwiegen. Natürlich könnte man mit begleitenden Extremdiäten das Entschlüpfen der Dauerpatienten noch verhindern. Aber mit einer halbwegs ausgewogenen Ernährung kann das Abspecken nicht mehr verhindert werden. Dieser geballte Kalorienverbrauch ist nur in einem Fitness-Studio erzielbar, das man zweimal pro Woche, schlechter dreimal pro Woche für 1–2 Stunden frequentieren muß. Die dramatischen Änderungen spielen sich aber im Alltag ab. Jede Bewegung zusätzlich wird möglicher und lustiger. Alle Sportarten, die aus Muskelschwäche an den Nagel gehängt wurden, können wesentlich verbessert wieder aufgenommen werden. Das neue Körpergefühl führt zu einer außen und innen spürbaren Veränderung der sexuellen Attraktivität und den damit verbundenen Kalorienextraausgaben.

Lieber Therapeut, es bleibt Ihnen überlassen, ob Sie diesen Irrweg herzeigen oder eher verstekken wollen. Kein Dicker wird Ihnen einen Vorwurf daraus machen. Den meisten Entmuskelten jagt allein der Anblick von Kraftmaschinen und schönen Menschen einen kalten Schauer über das braune Fett des schmerzenden Rückens.

Obwohl dieser Bewegungsansatz direkt aus der Misere führt, heißt es noch lange nicht, daß Sie Ihren Dauerpatienten für immer verloren haben. Wenn man nämlich das Abspeckziel erreicht hat, kann man das Programm noch lange nicht ändern. Vor allem diejenigen, die ihre Muskeln unnatürlich aufgeblasen haben, laufen Gefahr, bei längeren Pausen neuerlich zurückzuschichten.

Vor allem hier ist die Personenwaage ein zynischer Berater. Der Bewegungsstop führt nämlich zur rapiden Gewichtsreduktion. Muskeln werden abgebaut, die überschüssigen Kalorien im Fett angelegt, wenn die Waage eine Alarmlinie erreicht, ist es schon geschehen. Die Versuchung für Blitzdiäten ist wieder da und das Spiel kann neu beginnen. Wie man dieses Gewichtsjojo mit minimalen Ernährungsspielregeln in Schwung hält, finden Sie am Ende dieses Buches.

Nutzen Sie das Risikodreieck Bluthochdruck - Übergewicht - Diabetes

Diese drei Musketiere der Zivilisationskrankheiten treten nicht nur gemeinsam auf, sie fördern sich auch gegenseitig in raffinierter Weise.

Durch geschicktes Ignorieren von Forschungsergebnissen wird noch nach dem Jahr 2000 folgendes Partnerprogramm Arzt – Patient medizinischer Standard bleiben (bitte nur Profis weiterlesen):

Aus einem durchschnittlich molligen Normalbürger züchtet man mit einigen sinnlosen Abmagerungsdiäten soviel Extrafett, bis sich erhöhter Blutdruck einstellt. Jetzt eröffnen sich die ungeahnten Möglichkeiten, mit Tabletten nachzuhelfen.

Die beliebteste Variante ist sicher, dem ohnehin behäbigen Übergewichtigen an die Lebensqualität zu gehen. Nebenwirkungen von Blutdrucksenkern wie eine schwindelerregende Müdigkeit und bei Männern zusätzlich die sprichwörtlich tote Hose, die vor allem Frauen in den besten Jahren schätzen, werden locker in Kauf genommen.

Therapeuten, die über das nächste Quartal hinausdenken, stehen aber vor einer zusätzlichen Qual der Wahl. Wie und wann sollen sie dem Übergewichtigen einen Diabetes organisieren? Sie müssen sich entscheiden zwischen Präparaten, die ihn in Ruhe *kommen* lassen (Fachausdruck: stoffwechselneutral, Ca-Antagonisten) oder ihn *herbeilocken* (Fachausdruck: stoffwechselfeindlich, *β*-Blocker, Diuretika) und Medikamente, die ihn *verzögern* bzw. sogar *verhindern* (Fachausdruck: stoffwechselfreundlich, ACE-Hemmer).

Leichter tun sich bei dieser schwierigen Entscheidung die weitblickenden Manager der Sozialversicherung; sie erpressen Billigprodukte, die kein Arzt selbst vor der sexuellen Pensionierung nehmen würde und investieren die ersparten Groschen in die seltsam ansteigende Schar der Dialysestationen, Nierentransplantationen, Rehabilitationszentren und Diagnosemonster.

Patienten, die an ihre Zukunft denken, empfehle ich daher, den staunenden Mund wieder zu schließen und fleißig zu sparen, denn in Großbritannien hat man schon begonnen, die Dialyse nicht mehr zu bezahlen, wenn man über 60 Jahre ist.

Eigeninitiativen wie das Einschreiben in einen Fitneßclub und notfalls privat finanzierte Medikamente überlassen Sie am besten Ihren Enkelkindern und anderen unverbesserlichen Utopisten!

TEIL 3

Fettzelle Familie

Erbanlage oder Erziehung? Diese Frage wird auch die Fettsuchtforscher noch lange beschäftigen. Eigentlich ist es egal, wo Sie persönlich den Hebel ansetzen. Die Keimzelle Familie ist jedenfalls der ideale Ausgangspunkt für eine generationenüberschreitende Fettzellenzucht.

Organisieren Sie die richtige Hardware

Wie Sie Ihr Familienbudget verteilen, entscheidet über die Höhe der Wahrscheinlichkeit, daß Ihre Fettzellen nicht nur wachsen, sondern sich auch teilen und vermehren. Investieren Sie in Bewegungskiller, wo immer Sie eine Möglichkeit sehen. Denken Sie dabei nicht nur an das Auto und all die anderen Maschinen, die uns Kraft sparen. Einer der entscheidensten Bewegungskiller in der Familie ist der Fernsehapparat. Viele Menschen mit einem Pro-Woche-Schnitt von 20 Stunden Glotze behaupten ernstlich, keine Zeit für einige Stunden Fitneß-Center organisieren zu können.

Der unsinnigste Beweglichkeitskiller ist der stinknormale Sessel in allen Ausführungen. Vom verstopfungsfördernden Porzellanthron über den Fernsehsessel mit Beinstütze bis zum körpergerechten Autoschalensitz reicht die Angebotspalette. Die Liste der von Sesseln verursachten Krankheiten ist so lang, daß hier niemand ernsthaft wird eingreifen wollen. Von der Schulbank bis zum Orthopäden ist der Weg mit Sesseln gepflastert. Der Fettansatz wird durch das Sitzen nicht nur direkt unterstützt, sondern wesentlich wirkungsvoller durch die Immobilität gefördert, die durch verkürzte und verkümmerte Muskeln schon bei manchen 40jährigen Greisen einsetzt. Das Sesselsitzen verursacht für die Volkswirtschaft wahrscheinlich mehr Kosten als das Rauchen.

Vermeiden Sie alle Küchengeräte, die helfen, Fett zu sparen. Töpfe und Pfannen, die ohne Fett auskommen, sind so teuer, daß Sie das durch Verkaufen des Fritiergerätes nicht hereinbekommen. Wenn Sie bisher nach der alten Schule gekocht haben und jetzt aus Gesundheitsgründen mit Fett, Eiern, Salz und weißem Mehl anders umgehen wollen, machen Sie es so wie die Diätassistentinnen in den Krankenhäusern. Nehmen Sie ein deftiges Kochbuch und streichen alle Inhaltsstoffe, die auf Ihrer Abschußliste stehen, ersatzlos heraus. Der bestialische Geschmack dieser verstümmelten Gerichte ist sicher Motivation genug, um einen Salto rückwärts zu den salzigen Schweinebraten zu ersehnen.

Es kommt bereits auf den Einkauf an

Es ist ein langer Weg von der Einkaufsplanung bis zum Essen, das auf dem Familientisch dampft. Hausfrauen haben hier alle Trümpfe in der Hand. Achten Sie darauf, daß Sie hungrig sind, wenn Sie den Einkaufszettel schreiben. Bessere Hamsterergebnisse werden Sie allerdings erzielen, wenn Sie mit knurrendem Magen ohne Vorbereitung durch einen Supermarkt strolchen. Die Fernsteuerung wird ihre Wirkung nicht verfehlen, und der Kalorienkaufrausch wird die Nüchternphase Ihres Blutzuckerspiegels nicht beseitigen. Wenn Sie glauben, Gnädigste, daß diese Strategie nicht mehr zu verbessern ist, nehmen Sie den hungrigen übergewichtigen Partner als Packesel mit. Die fetten Sonderangebote, die günstigen Biere zum Kastenpreis zwingen jeden vernünftig denkenden Haushaltsökonomen zum Zuschlagen. Wenn Sie allerdings die ersparte Mark nicht direkt in den Kanal schütten wollen, müssen Sie die Kalorien an Mann, Frau und Kinder bringen. Nützen Sie auch hier die Fernsteuerung. Verteilen Sie die Speisen in der ganzen Wohnung. Diese Eßglöckchen haben noch selten die Wirkung verfehlt, vor allem, wenn Sie diese Fettfallen geschickt mit konzentrationsbindenden Beschäftigungen kombinieren. Ein Fernsehkrimi tut hier gleiche Dienste wie ein handfester Ehekrach am Mittagstisch. Beim Kochen denken Sie schon bei der Mengenbemessung an außergewöhnliche Zwischenfälle. Was tun, wenn jemand auf Besuch kommt? Was tun, wenn noch jemand hungrig ist? Die kluge Hausfrau bedenkt das bei jedem Essen. Wegwerfen werden Sie nichts müssen, wenn Sie Ihr Essen gut verkaufen können. Verteilen Sie größere Portionen an die Molligen. Betonen Sie die Möglichkeit des Übriglassens und beobachten Sie vergnügt, wie die Fettfalle zuschnappt. Erleichtern Sie das Gewissen Ihrer Mitesser durch Hinweise auf den großen Arbeitsaufwand, den Sie natürlich für diese spezielle Person besonders gern geleistet haben. Funktionieren Ihre Fettfallen nicht, genügt ein ruhiges Warten. 10 Minuten Pause und ein Übergewichtiger kann sogar erkaltetes Lammfleischfett mit Todesverachtung hinunterwürgen. Zum Schluß betrachten Sie jeden Essensrest als persönliche Beleidigung. Retten Sie selbst die letzten Brösel durch ein heroisches Selbstverschlucken vor dem Verderb.

Partnerspiele

Auf- und Abspecken ist ein herzerfrischender Dauerrenner im Partnerkampf. Verführen Sie in Phase I den Partner zur Fettsucht, in Phase II benörgeln Sie das Aussehen, die erotische Ausstrahlung und die tatsächliche sexuelle Leistungsbereitschaft. Haben Sie sich als Phase III einen Abspeckversuch ernörgelt, ändern Sie Ihre Strategie. Gewinnen Sie jede Auseinandersetzung durch den Hinweis auf die hungerbedingte Gereiztheit, verführen Sie zum Diätabbruch durch demonstratives Servieren der Lieblingsfette und betonen Sie, daß das Essen immerhin das kleinere Übel sei. Machen Sie einen Tag Gnadenpause und starten Sie wieder mit Phase II usw.

Streichelfett und sexuelle Unzufriedenheit

Nützen Sie auch den Geschlechtsverkehr als Eßauslöser: ein festliches Kürprogramm läuten Sie mit einem entsprechenden Gelage ein. Pflichtübungen werten Sie dadurch auf, daß Sie nach dem Sprung auf den Partner über die Waage zum Eisschrank weiterhüpfen.

Doch gehen wir noch einen mutigen Schritt weiter. Der Geschlechtsverkehr kann nicht nur durch Essen umrahmt werden, eine Mahlzeit kann ihn vielmehr sogar ersetzen. Solche Ersatzbefriedigung kann man gezielt lernen, es ist nie zu spät. Für Selbstbefriedigung gilt im übrigen dasselbe. Denken Sie nur an die damit verbundenen Gewissensbisse, und versuchen Sie es einmal mit Gabelbissen. Wenn Sie glauben, dabei nicht voll auf Ihre Rechnung zu kommen, erhöhen Sie einfach die Dosis und kombinieren Sie solange mit Alkohol, bis der Geschlechtstrieb von selbst schweigt.

Spätestens Sigmund Freud erkannte die orale Parallele zwischen Ansaugen von Extrakalorien und Saugspielen an schleimigen und hornigen Häuten. Es ist natürlich individuell verschieden, wieviel Haut- und Saugkontakt wir täglich brauchen.

Daß immer mehr Menschen in dieser Richtung zu kurz kommen, verrät nicht nur der gesteigerte

Fett- und Zuckerverzehr, sondern auch eine steigende Scheidungsrate, weil hier die Grenzen einer primitiven Ersatzbefriedigung gesprengt wurden. Auf alle Fälle sollten Sie eine gewisse sexuelle Unzufriedenheit stets pflegen, wie Sie es ja bereits in der ›Anleitung zum Herzinfarkt‹ gelernt haben.

Anleitung zur Ernährung Ihrer Kinder

Kleinkinder regulieren Hunger, Sättigung und Auswahl ihrer Nahrung wie in der Steinzeit: durch innere Kontrolle. Sie wissen, wann sie Hunger haben, wann sie genug gegessen haben und was sie wirklich brauchen. Daß diese Selbstregulation in der heutigen Zeit eher unpraktisch ist, brauchen wir nicht extra zu betonen. Beginnen Sie so früh wie möglich, diesen inneren Mechanismus zu umlaufen und eine Fernsteuerung durch die Umgebung zu installieren.

Gewöhnen Sie Ihre Kinder an die Uhr! Fixe Fütterzeiten und Mengen zwingen auch noch so aufsässige Kleinkinder dazu, dann zu essen, wenn etwas da ist, und nicht, wenn sie gerade hungrig sind. Natürliche Sperrmechanismen der Sättigung kann man durch Verwendung entsprechend gesüßter Industrieprodukte leicht umgehen.

›Süß‹ war jahrtausendelang ein Qualitätsgarant für hochwertige Nahrung und kann daher die interne Regulation ausschalten. Zucker ermöglicht auch, die Quantität der Ernährung erheblich zu steigern. Besonders in der Enwicklungsphase, in der die Fettzellen vermehrt werden, sollten Sie aufmerksam das Füttern forcieren. Dicke Kinder sind weniger lebhaft und damit weniger lästig. Wann immer Ihr Kind schreit, versuchen Sie es zuerst mit etwas Süßem. Langeweile, Ärger und Frustrationen werden so mit einem einfachen Gegenmittel behandelt, das lebenslänglich leicht verfügbar sein wird. Essen ist die schnellste und praktischste Form der Ersatzbefriedigung.

Um wirklich sicher zu gehen, sollte das Training der Fernsteuerung von Hunger und Sättigung über die Pubertät hinaus fortgeführt werden. ›Gegessen wird, was auf den Tisch kommt‹, und ›Sitzenbleiben, bis aufgegessen ist‹, sind durchaus praktikable Leitsprüche.

Qualitätsallüren der Kinder beugen Sie durch einen fixen Speiseplan vor. Wenn Sie nie fragen, was Ihre Kinder essen wollen, ersparen Sie sich unnötige Diskussionen. Essen wegwerfen sollte am Beispiel grausamer Kriegsgeschichten ein für allemal als Sünde erklärt werden. ›Wie man ißt, so arbeitet man‹, bestätigt ein altes Sprichwort unser nächstes Ziel. Bewußtes Genießen der Mahlzeiten mit anschließendem Verweilen bei Tisch ist eine Unsitte, die sich oft bis ins Erwachsenenalter hält, wenn Sie nicht einschreiten. Aus Zeitersparnisgründen nützen Sie die Mahlzeiten für Moralpredigten, Diskussion der Schulnoten oder ein bißchen Wirklichkeitserziehung bei einem handfesten Krach mit dem Lebenspartner.

Die zivilisatorische Dimension der Fettzelle

Wenn soviel mehr oder weniger gescheite Menschen sich mit dem Problem Auf- und Abspecken beschäftigen, taucht die Frage auf, ob nicht einfach an der falschen Stelle angesetzt wird. Wie würde jemand, der nicht durch unsere Zivilisationsmühle gedreht wurde, unser Eß- und Trinkverhalten betrachten? Einen Versuch, unser Aufspeckverhalten naiv zu beschreiben, unternahm Hans Paasche vor 70 Jahren, als er den Eingeborenen Lukanga Mukara eine Forschungsreise ins innerste Deutschland unternehmen ließ. Lukanga beschreibt seinem Häuptling Mukama das Eßverhalten der Deutschen (Wasungu) folgendermaßen:

»Mukama! Dein königliches Herz erzürnt sich, weil ich Dir noch nicht schrieb, was die Wasungu essen. (...) Ich sagte: die Wasungu essen. Das ist nicht richtig: sie schlucken. Und alles, was sie in ihren Mund hineintun, ist dazu vorbereitet, daß es hinuntergeschluckt und nicht gegessen werde. Es sind unter den Wasungu wohl einige, die sich darauf verstehen, Nahrung zu essen; die meisten aber sind Schlucker.

Ihre Sprache kennt zwei Worte für ›Nahrung eintun‹: ›Essen‹ und ›Fressen‹. Die Schlucker sagen von sich selbst, daß sie essen und daß die Tiere fressen. Als ich aber einem Wasungu zeigte, wie ein Rind auf der Weide Kräuter suchte und ihm sagte, auch er solle doch lieber ›fressen‹ wie das Tier, da wurde er böse.

Die Wasungu machen die Schweine, die sie essen wollen, künstlich krank, damit sie ganz dick werden. Sie zwingen diese Tiere, hastig zu schlucken und dann zu ruhen. So mästen sie die Tiere. Und wie die Schweine mästen sie auch sich selbst. Sie erreichen das durch viele Mittel. Ein Wasungu wartet nicht mit Essen, bis sich Hunger meldet, sondern er geht hin und versucht, ob er irgend etwas ausfindig macht, was er gerne schlucken möchte.

Damit er sicher ist, daß er sich mäste, setzt er sich zu ganz bestimmter Zeit, auch ohne Hunger, zum Schlucken hin. Und nicht im dunklen Raum und nicht allein, sondern mit anderen Wasungu zusammen. Die Augen hat er beim Schlucken weit geöffnet. Während er eine Speise hinunterschluckt, sieht er auf einen Zettel, auf dem die nächste Speise geschrieben steht. Dadurch erreicht er schnelleres Hinunterschlucken. Weil er ja nicht aus Hunger ißt und die Speise nicht schmeckt, ißt er mit den Augen, und er ißt dann immer die nächste Speise, und nicht die, die er gerade im Munde hat. Auf dem Zettel steht keine Nahrung geschrieben, sondern Gemengtes und Erhitztes. Damit es nicht gekaut werde, gießt der Schlucker Getränke dazu in den Mund. Alle Wasungu gewöhnen sich, auch Getränke zu schlukken, anstatt sie zu saugen.

Ein allgemein gebrauchtes Mittel, die Körpermast zu fördern, ist dies: die Wasungu verabreden sich, zu mehreren gemeinsam um einen Tisch herumzusitzen und dieselben Speisen zu schlucken. Obwohl sie keinen Hunger haben, gelingt es ihnen, dann sehr viel zu schlucken. Es kommen Diener, die versuchen, die Gier der Schlucker zu reizen. Sie tun das, indem sie die Speise, deren Namen der Schlucker vorher auf dem Zettel gelesen hat, der Reihe nach jedem einzelnen Schlucker kurze Zeit von hinten vor das Gesicht halten, bis er etwas davon genommen hat. Weil nun alle Schlucker von derselben Schüssel nehmen, erwecken sie gegenseitig die Vorstellung, als gelte es, den anderen etwas wegzunehmen und sich recht viel zu sichern.

Wenn sie dann anfangen, davon etwas in den Mund zu tun, schreien sie sich gegenseitig an und zwingen sich dadurch zu schnellerem Hinunterschlucken. Außerdem ist es Aufgabe der Diener, die Schlucker von hinten fortwährend zu bedrohen, als sollten die Teller, auf denen die Speise liegt, plötzlich weggenommen werden, und auch dadurch wird der Zweck schnelleren Schluckens erreicht*.

Das Leben in den letzten 100 Jahren hat sich dramatisch geändert. Eine jederzeit verfügbare Nahrungspalette rund ums Jahr verführt uns mehr als unsere Vorfahren. Die Hypnosedroge

* Aus: Hans Paasche: Die Forschungsreise des Afrikaners Lukanga Mukara ins innerste Deutschland. Bremen 1988

Fernsehen fesselt Millionen Menschen jahrein jahraus und führt sie zur Bewegungslosigkeit. Natürlich rauben uns alle Kraftmaschinen als Nebeneffekt die Kalorien, die unsere Bilanz zum Kippen bringen. Die hinterhältigste Einrichtung sind jedoch unsere Sitzmöbel, die kurzfristig Bequemlichkeit bieten. Es geht nicht darum, daß man beim freien Sitzen am Boden mit der eigenen Muskulatur den Rücken gerade halten muß. Die Verkümmerung in diesem Bereich garantiert eine Unbeweglichkeit ab der Lebensmitte.

Wenn Sie in diesem Abschnitt die Satire vermissen, möchte ich Sie jetzt reich entschädigen. Prüfen Sie sich und Ihre Familie beim Fernsehen in der nächsten Woche, wie viele der umseitig abgebildeten Sitzpositionen Sie noch beherrschen. Mutige verlängern diese kleine Realsatire so lange, bis Sie die Lächerlichkeit durch Sitzwürde austauschen können.

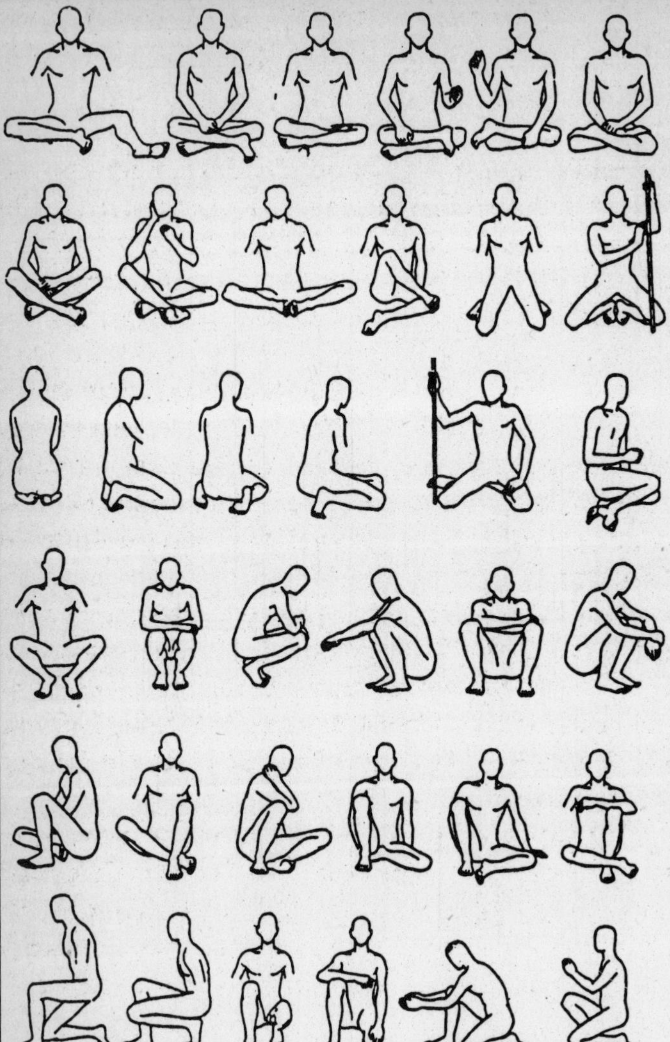

Eine Auswahl der Körperhaltungen von Menschen ohne Anlehnungsbedürfnis. (Gordon W. Hewes, Anthropology of Posture. Copyright © 1957 Scientific American, Inc.)

Die politische Dimension der Fettzelle

Politiker sind nicht so übel beraten, wenn sie das Fett in der Bevölkerung nicht nur hegen und pflegen, sondern auch von hinten und vorne fördern. Die Übergewichtigen bringen nämlich unverhältnismäßig mehr für die Volkswirtschaft als die Dünnen.

Sie fördern die heimische Nahrungsmittelindustrie, opfern sich auf und bieten die eigenen Koronargefäße als Endlager für einen monströsen Butterberg. Sie kommen den Versicherungen sicher wesentlich billiger als die durchtrainierten Dünnen.

Der Grund wird oft übersehen. Die heute mögliche Hängepartie zwischen Tod und Leben, die unsere moderne Medizin ermöglicht, wird bei praktisch jedem Menschen neu aufgelegt. Je früher dieses Spiel beginnt, desto billiger für die Versicherungen.

Erst wenn man das weiß, versteht man, warum kaum eine Institution ein echtes Interesse am Abspecken hat. Liebe Politiker, wenn in Ihrem lokalen Bereich Ausrutscher passiert sind, greifen Sie anhand der folgenden Punkte ordnend ein.

1. Achten Sie darauf, daß in allen Küchen, die direkt oder indirekt staatlich kontrolliert wer-

den, keine einzige Menüvariante ernährungsphysiologisch ausgewogen ist.

2. Denken Sie an die Beispielwirkung der Krankenhausküchen und den jahrzehntelangen Multiplikationseffekt verstaubter Lehrpläne in Hauswirtschaftsschulen.
3. Schützen Sie die Aufspecker im Abspeckmantel genauso wie die skurrilen Methoden, die Sie verwenden. Erlaubt ist alles, was nicht ausdrücklich verboten ist.
4. Verwirren Sie die Verbraucher durch verschleierte Produktdeklarationen. Es ist der Industrie ja wirklich nicht zumutbar, den Salz-, Zucker- und Fettgehalt auszuweisen.
5. Zwingen Sie die intellektuellen Fahrradfahrer zurück ins Auto. Zerstören Sie jeden Radweg schon im Planungsstadium. Bewegung im Sitzen muß verhindert werden.
6. Denken Sie selber nach und verzichten Sie auf Experten. Benützen Sie Ihren Hausverstand und bestehen Sie darauf, daß Ihre Nachfolger ebenso branchenfremd sind wie Sie selbst.

TEIL 4

Basiswissen
Auf- und Abspecken

Professionelle Auf- und Abspecker können diesen Teil getrost überblättern. Sie fühlen sich im Dschungel der Kalorien, Kohlehydrate und Kochrezepte der Diätapostel sicherer als diese selbst. »Eine durchschnittliche, mollige Sekretärin kennt sich bei der Ernährung besser aus als ein durchschnittlicher Arzt«, stöhnt dazu der amerikanische Ernährungspapst Meyer. Wer von uns wagt, da zu widersprechen? Wir wollen daher in unseren Grundlagen nur darauf achten, wie leicht sich aus einem Grundwissen Diätprogramme ableiten lassen, die das Gewichtsjojo in Gang halten können. Für Vollständigkeit und Detailerklärungen lesen Sie bitte die unfreiwillig satirischen Diätbroschüren, die Sie bereits besitzen und sicher in Summe schwerer sind, als das Fett, das Sie damit bleibend abgenommen haben.

Die Entdeckung des Idealgewichts

›Eine der verbreitetsten Krankheiten ist die Diagnose.‹ (Karl Kraus)

In grauer Vorzeit verteilten sich die verschiedenen Figurtypen und damit das Körpergewicht geballt um einen statistischen Mittelwert. Bestimmt wurde der Mittelwert, wenn man von den äußeren Lebensbedingungen absieht, von einer sexuellen Attraktivität und einem ungebremsten Geschlechtstrieb. Weibliche Sexualhormone unterstützten dabei einen etwas stärkeren Fettansatz, männliche Sexualhormone begünstigten eher den Muskelaufbau. Für uns heute ist es egal, wer in diese natürliche Planung als erster hineinspuckte, Ästheten, die neue Schönheitsideale propagierten, Modeschöpfer, die gnadenlos den Körper vergewaltigen, oder Schlitzohren amerikanischer Lebensversicherungen, die das Idealgewicht erfanden. Oder waren es sogar die Experten, die zu jeder Körpergröße das richtige Gewicht und für den Beruf den genauen Tagesbedarf an Kalorien fixierten? Plötzlich war die halbe Bevölkerung zu schwer. Die simple Blickdiagnostik des Hausverstandes, ob jemand durch das Fett unglücklich, unbeweglich und unerotisch wirkte, mußte durch die Diagnostik mittels Abwiegen ausgetauscht werden. Das Lebendgewicht wurde zum alles entscheidenden Parameter, lebensqualität wurde ab sofort kleingeschrieben. Wirkt man/frau nach einer Gewichtsreduktion unerotisch, unbeweglich, unglücklich und ungesund, liegt es meist daran, daß die Figur überwiegend dort geändert wurde, wo es leicht ging. Muskelsubstanz und Körperwasser wurden ausgeschieden. Bei den damit automatisch ausgelösten Gewichtszunahmen legt man/frau natürlich dort zu, wo es am besten geht, nämlich beim Körperfett. Diese Umverteilungsspirale dreht sich nicht nur in den armen Häuten ursprünglich völlig normaler Menschen, sondern auch in den Brieftaschen diverser Experten, Sanatorien und ganzer Industriezweige.

Selbstverständlich gibt es Möglichkeiten, das zu messen, worauf es wirklich ankommt. Die Körperfülle bestimmt man mit einer geeichten Kneifzange, die Fettfalten mißt, die man von der darunterliegenden Muskulatur abhebt. Seitenlange Computerausdrücke verraten auf wenige Prozent genau die derzeitige Körpermischung aus Muskeln, Fett und Wasser. Begleitende Messungen des Blutdrucks und des Blutzuckers, Insulinsensitivität, Cholesterin, Triglyzeride, Harnsäure und Leberwerte im Blut sagen uns schon heute, wie es übermorgen mit unserer Gesundheit aussehen wird. Für alle Diätopfer und Diättäter, die die verschlungenen Trampelpfade zum irrtümlichen Aufspecken nur kennenlernen, aber nicht beschreiten wollen, empfehle ich zwei einfache diagnostische Maßnahmen. Beachten Sie Ihre Kleidergröße und schreiben Sie Ihre persönliche Lebensqualität wieder groß.

Unsere tägliche Nahrung

Die Bausteine unserer täglichen Nahrung sind wertfrei. Es gibt weder Schlankmacher noch Dickmacher. Sie machen weder gesund noch krank. Es ist eine Mengenfrage, die sich aber nicht nach einem errechneten Bedarf richtet.

Das simple Verbrennen der Lebensmittel in einem Gerät namens Bertholdsche Bombe sagt zwar aus, wieviel Kalorien dort produziert werden, aber nicht deren Wirkung im Organismus. Hier gelten andere Gesetze. Ein vorübergehender Mangel kann zu einer folgenschweren Überkompensation führen, eine einseitige Diät zur permanenten Nahrungssuche, und im Schatten gesunder Bausteine werden wahre Fettbomben transportiert.

Die mit Getränken zu (sich) genommenen Kalorien werden an jedem Sättigungsmechanismus vorbeigeschluckt, und steinzeitliche Raritäten wie Zucker und Salz lähmen nahezu jede interne Regulierung.

Im Einzelfall ist der Satz: ›Dicke essen zu wenig‹ ebenso richtig wie ›Dicke essen zuviel‹. Zwischen diesen beiden Extremen blüht die Fantasie der Diätapostel, deren gemeinsames Gütesiegel ›The less you diet the more you loose!‹ getextet wurde.

Wir wollen uns daher die versteckten Dickmacherqualitäten der einzelnen Nahrungsbausteine, die hinter den bekannten

Fett	9 cal/pro Gramm
Eiweiß	4 cal/pro Gramm
Kohlehydrate	4 cal/pro Gramm
Alkohol	7 cal/pro Gramm

Kalorientabellen stecken, etwas genauer ansehen.

Der fette Pfad

Fett ist sicher die beste Möglichkeit, um wieder aufzuspecken. Es fehlt ein eigenes Sättigungszentrum für Fett im Gehirn und das erleichtert das Essen über den Bedarf hinaus wesentlich. Man muß lernen, zwischen sichtbarem und unsichtbarem Fett zu unterscheiden. Vor allem tierische Eiweißprodukte haben enormes Fett im Schlepptau und eignen sich dadurch zum Fettschlucken ohne Gewissensbisse. Minimale Mengen von hoch ungesättigten Fettsäuren sind allerdings lebensnotwendig (10–20 Gramm pro Tag). Sie kommen hauptsächlich in Pflanzen vor, die durch die Bank kein Cholesterin haben. Zwischen diesem unteren Wert für Herzpatienten, die ihre Koronargefäße diätetisch säubern wollen und 100 Gramm pro Tag spielen sich die üblichen Ernährungsratschläge ab. Über dieser vorgeschlagenen Höchstgrenze beginnt der ganz normale Ernährungswahnsinn:

150 Gramm im Bundesdurchschnitt melden die Statistiker und berücksichtigen dabei nicht die Diättäter, die sich mit Fett-Eiweißmastkuren in die Herzen der Übergewichtigen schreiben. Das Gewicht wird, wie versprochen, gesenkt, natürlich nicht Fett, sondern Muskelsubstanz und Wasser.

Das verlorene Körperwasser fehlt in allen Zellen und Geweben, und genau so sieht man dann aus. Die Überlebenden stellen mit nur minimaler Zufuhr von Kohlehydraten das Ausgangsgewicht wieder her, um sich dann neuerdings dem betörenden Glanz dieser Killerdiäten auszusetzen. Wenn Sie diesen skurrilen Pfad nicht alleine, sondern mit Therapeutenbegleitung begehen wollen, wird es allerdings von Jahr zu Jahr schwieriger. Die Kunstfehlergrenze wurde hier bereits weit überschritten.

Der Eiweißpfad

Wieder handelt es sich um eine Quantitäts- und Qualitätsfrage. Ißt man ausschließlich rein pflanzliches Eiweiß, wie es z. B. strenge Vegetarier tun, die auch Eier- und Milchprodukte ablehnen, muß man achtgeben, daß man sich nicht in schwere Mangelzustände hineindoktert. Aber nur, weil es bei manchen Aminosäuren in dem Fall Engpässe gibt, heißt das noch lange nicht, je mehr desto besser. Auf die Kombination tierischen Eiweißes mit tierischem Fett und Cholesterin wurde bereits hingewiesen. Wie Eiweiß sich hervorragend für endlose Diskussionen eignet, können Sie am Beispiel Vollmilch beobachten. Die Werbung betont, daß 1 Liter Vollmilch pro Tag unseren Eiweiß- und Kalziumbedarf deckt, und verschweigt, daß damit auch schon der gesamte Fettbedarf für einen Tag gedeckt ist. Zwischen 50 und 100 Gramm hochwertiges Eiweiß aus Pflanzen, Soja und mageren Fisch- und Fleischgerichten bietet einen recht komfortablen Rahmen. Im Durchschnitt steigt aber der Eiweißkonsum in den zivilisierten Ländern ständig an. Eiweiß wurde zum Lieblingskind der Diätapostel, weil es einen Teil der eigenen Energie im Stoffwechsel verbraucht: ›spezifisch dynamische Wirkung‹. Nachteile, wie vermehrtes Schwitzen und eine siebenmal höhere Belastung durch Umweltgifte, interessieren uns ebensowenig wie der ökologische Unsinn, aus sieben pflanzlichen Kalorien über den Umweg einer perversen Tierhaltung eine einzige armselige Eiweißkalorie zu produzieren. Vor allem die Gastronomie und andere Massenküchen sind so auf Fleisch- und Wurstgerichte eingeschossen, daß eine Änderung in der nächsten Generation unwahrscheinlich ist.

Der Kohlehydratpfad

Getreide, Vollkornbrot, Gemüse und Obst sind die Hauptlieferanten und haben eigentlich nur einen wesentlichen Nachteil: Sie sind zu billig.

Niemandem fällt ein, dafür ernsthaft Fernsehwerbung zu machen, bevor sie denaturiert und von der Vollwertigkeit befreit, mit dem Fachausdruck ›verfeinert‹, vermarktet werden können. Sie sind die Feinde der meisten Diätapostel, weil sie das Körpereiweiß schonen und die Gewichtskurve nur sehr gemächlich nach unten sinken lassen. Keine Chance für schnelle Kilos und schnelles Geld. Ausreichende Kohlehydratversorgung wird vom Gehirn registriert und hat enorme Wechselwirkungen mit unserem psychischen Wohlbefinden. Ein konstanter Blutzuckerspiegel sorgt jedenfalls auf natürliche Weise für zentrale Sättigung. Die Statistik zeigt – entgegen dem Eiweißkonsum – einen Rückgang dieser günstigen Kohlehydrate im Austausch gegen konzentrierten Zucker, der bei 50 Prozent der Erwachsenen den Blutzuckerspiegel zum Schwanken bringt. Bei kohlehydratbetonter Ernährung speichert man das Wasser dort, wo es dringend gebraucht wird, nämlich in der Muskelzelle. Exzessives Schwitzen ist plötzlich auch bei sportlichen Betätigungen nicht mehr nötig. Nur die Waage zeigt das gespeicherte Wasser erbarmungslos an.

Der flüssige Pfad

Unser Körper besteht zu $^3/_5$ aus Wasser, davon sind $^2/_3$ im Innern der Körperzellen gebunden und $^1/_3$ in den Körperflüssigkeiten (Blut, Lymphe etc.). Das Wasser dient als Lösungsmittel, Transportmittel und Wärmeregulator. Das Nachfüllen erfolgt aus verschiedenen Quellen: aus Getränken, aus in Speisen gebundenem Wasser, aus Kochwasser und als Endprodukt im Stoffwechsel. Je geringer der Kohlehydratanteil Ihrer Nahrung ist, desto mehr Flüssigkeit müssen Sie zu sich nehmen. Wichtig für Auf- und Abspecker ist, mit dem künstlich erzeugten Durst Extrakalorien in den Organismus zu schwindeln. Die gängigste Variante dabei ist sicher die Nutzung der Alkoholkalorien. Aber auch das Fett in der Milch und der Zucker in der Limonade leistet ausgezeichnete Dienste, wenn es darum geht, unsere Energiebilanz kippen zu lassen. Kaum ein Fachmann reduziert sein Einkommen durch strikte Alkoholverbote. Man versucht lieber, am Alkohol vorbeizutherapieren und damit die Dicken vor der Tatsache, daß hinter dem Eßproblem ein unsympathisches Alkoholproblem lauert, zu schonen. Ein kalorienfreies Getränk wie z. B. das Leitungswasser ist sozial geächtet, hat selten die richtige, angenehme Trinktemperatur und ist heute in den meisten Ballungszentren so verseucht, daß man nicht nur Babys den Tee aus Mineralwasser kochen sollte. Das simple Ändern der Trinkgewohnheiten würde so rasch die Chance auf Extrafett und Zivilisationskrankheiten verwässern, daß nur Mineralwasserhändler an der Propagierung interessiert sind. Meiden Sie also Mineralwasser, besonders, wenn es wenig Salz und wenig Kohlensäure enthält. Machen Sie einen großen Bogen um Flaschen, die dieses Zeichen tragen.

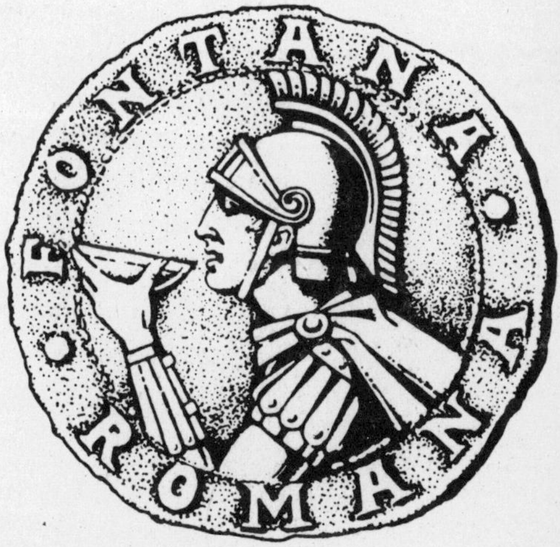

Der Faserpfad

Faserstoffe verlangsamen die Resorption der anderen Nahrungsbausteine und halten dadurch die Sättigung länger an. Das stört ein Aufspeckprogramm meist wenig, weil man ja lernen kann, ohne Hunger zu essen. Lästiger empfinden es die meisten Diätopfer, daß durch das Quellen im Darm Flüssigkeiten gebunden werden, die dadurch nicht nur das Stuhlgewicht erhöhen, sondern vorher natürlich auch auf der Waage registriert werden können. Ersparen Sie sich diesen Ballast im Darm durch Verfeinerungen im Speisezettel. Befreien Sie das Korn von seiner rauhen Schale und achten Sie auf energiedichte Lebensmittel. Diese Aktion erspart Ihnen mit Sicherheit das dümmste Einzelkilogramm auf Ihrer Waage – und nur die zählt.

Vitamine, Spurenelemente, Mineralstoffe

Der Bedarf an diesen Vital- und Schutznährstoffen ist unter allen Ernährungsbedingungen gleich. Einseitigen Abspeckaktionen ist er natürlich gleichgültig, da hier leicht ein Mangel auftaucht und die dadurch provozierte Abgeschlagenheit und Bewegungsunlust sich muskelreduzierend auswirkt. Das freut die Waage, und darum entfällt der Hinweis auf die vollständige Basalversorgung und vernünftiges Mineralwasser, das die Sinne belebt.

Achten Sie auf die richtige Nahrungszusammensetzung

Im großen und ganzen ist man sich über die Zusammensetzung, wie sie tatsächlich ist, einig:

Männer ... 35 Prozent Fett, 12 Prozent Eiweiß, 40 Prozent Kohlehydrate, 13 Prozent Alkohol.

Frauen ... 38 Prozent Fett, 13 Prozent Eiweiß, 41 Prozent Kohlehydrate, 8 Prozent Alkohol.

Wie sie sein sollte, um das Gewicht zu halten, darüber sind sich zumindest die meisten Experten einig:

10–20 Prozent Fett, 10 Prozent Eiweiß, 70–80 Prozent Kohlehydrate (ca. die Hälfte von Eiweiß und Fett jeweils pflanzlich). Bei der Quantität allerdings scheiden sich die Geister. Soll ein Experte durch Kalorienverordnung Hunger und Sättigung fernsteuern? Soll das angeborene Gewicht *respecktiert* werden oder soll der Gewichtsregler Ponderostat verstellt werden? Wenn ja, hinauf oder doch lieber hinunter? Entscheiden Sie selbst nach Lektüre dieses Buches, wie Sie in Zukunft regulieren wollen.

Die Rolle der Erbanlage

Die erste Regulierung brauchen wir nicht zu lernen. Der Körper verteidigt sein angeborenes Gewicht. Erst wenn das Nahrungsangebot stark unter oder über der verbrauchten Energiebilanz liegt, verändern sich das Gewicht und der Setpoint in die entgegengesetzte Richtung. Es war durchaus sinnvoll, nach einer Hungerkatastrophe den Setpoint von Natur aus höher zu stellen. Dieser Nebeneffekt läßt heute aber jede kurzfristige Gewichtsreduktion zur langfristigen Aufspeckattacke werden. Das erklärt, warum so viele Übergewichtige immer dicker werden, je mehr sie fasten. Normalgewicht läßt sich so in Übergewicht verwandeln.

Die Regulierung der Quantität

Appetit, Hunger, Sättigung – wer reguliert unsere Nahrungsaufnahme? Unser Gehirn, eine innere Steuerung sozusagen – oder werden wir von unserer ›fetten Umwelt‹ ferngesteuert? Lassen wir ein Experiment entscheiden: Eine Gruppe stark Übergewichtiger und eine Gruppe Dünner wird 2 Wochen genau bei der Nahrungsaufnahme beobachtet. Folgende Spielregeln werden ausgegeben:

1. Hungern ist verboten.
2. Essen Sie so lange, bis Sie angenehm satt sind.

In der ersten Woche wird gute Hausmannskost serviert. Als Beschäftigung gibt es vergnügliche Bewegungsprogramme. Wer ißt mehr, die Dicken oder die Dünnen? Wie immer Sie antworten, im Einzelfall haben Sie recht. Manche Dünne aßen mehr als einige Dicke, nur im Mittel über die ganze Woche kamen die Dicken auf durchschnittlich 3300, die Dünnen auf 3000 Kalorien. Kein Wunder für die Experten. In der zweiten Woche kommen allerdings viele Theorien auf die Schlachtbank. Was geschieht, wenn man die Fernsteuerung durch Anblick, Geruch und Geschmack lahmlegt? Die Durchführung dieser Blockade besorgte ein Brett und ein einfacher Schlauch, der eine optimale Diät auf Knopfdruck in den Mund freigab, die bei aller Vollwertigkeit einen kleinen Schönheitsfehler hatte: Sie war geschmacksneutral. Man war gezwungen, nur nach den eigenen Hunger-Sättigungs-Signalen zu essen. Raten Sie bitte zuerst und seien Sie dem Ergebnis gegenüber skeptisch. Überprüfen Sie es mit einem heroischen Selbstversuch an einem geschmackfreien Tag. Die Dünnen senkten die Kalorienanzahl um 300 und blieben damit im ungefähren Bereich der Vorwoche. Die Dicken senkten ihre Kalorienaufnahme *auf* unglaubliche 200 Kalorien pro Tag eine Woche lang. Ich hatte lange Zeit den Schlauch in Verdacht, bis ich bei einem eigenen Forschungsprojekt mit 90 Übergewichtigen auch ohne Schlauch auf diese dramatische Kalorienabsenkung stieß. Wie ist dieses Ergebnis zu interpretieren? Stark Übergewichtige haben noch immer einen funktionierenden Hunger-Sättigungs-Mechanismus, der durch Lernprozesse so in die Außenwelt verlagert wurde, daß man Hunger dann verspürt, wenn Essen leicht erreichbar, gut und schon bezahlt ist. Sättigung tritt erst ein, wenn diese Signale beseitigt sind oder eine beginnende Übelkeit ein verspätetes Stop meldet. Was passiert aber bei den meisten Abmagerungsdiäten? Der angeschlagene Hunger-Sättigungs-Mechanismus wird weiter zerstört. Eine vorübergehende neue Fernsteuerung zwingt zum Essen ohne Hunger und zum Aufhören, wenn noch keine Sättigung gemeldet ist. Hieraus ergeben sich viele Möglichkeiten für persönliche, familiäre und therapeutengestützte Auf- und Abspeckprogramme. Für alle, die am eigenen Leib diese Regulationssensation überprüfen wollen, noch einige Hinweise:

Nur Salz und Zucker übertölpeln beim Übergewichtigen die angeborene Sättigungsschranke. Das heißt praktisch, jede Kost, die zucker- und salzarm ist, ermöglicht eine gute Quantitätskontrolle. Eine weitere Voraussetzung ist eine harmonische Mischung von Fett, Kohlehydraten und Eiweiß, Spurenelementen und Vitaminen, um nicht durch Spezialhunger auf eine höhere Quantität zu kommen. Für den Testtag eignet sich am besten ungesalzener Vollreis oder angekeimte Weizenkeime zum Knabbern. Trinken Sie viel Mineralwasser, da der Flüssigkeitsbedarf bei dieser Minimumernährung größer ist, als wenn Sie ganz normal essen.

Anhang zum Dickwerden

Das allgemeine Tagesprogramm

1. Wählen Sie Ihr tägliches Standardfrühstück

Sie haben prinzipiell drei Möglichkeiten, mit dem Frühstück ein Aufspeckprogramm zu starten. Zum einen können Sie auf das Frühstück verzichten und damit Heißhunger am Vormittag organisieren. Oder Sie wählen das internationale Standardfrühstück – Semmeln, Marmelade – und erreichen damit einen schwankenden Blutzuckerspiegel, der Ihnen immer wieder eine Falschmeldung aus dem Stoffwechsel produziert: Hunger. Sollten Sie jedoch tagsüber tatsächlich etwas zu tun haben, sollten Sie auf das angloamerikanische Frühstück zurückgreifen. Aber keine Sorge, mit Ham and Eggs und der entsprechenden Vollmilch haben Sie sich garantiert die Tagesfettmenge schon am Morgen zugeführt.

2. Mittagessen

Achten Sie beim Mittagessen auf Vollständigkeit. Wenn Sie schon auf den Aperitif verzichten, wählen Sie eine appetitanregende Bouillon und schließen das Essen mit einer Nachspeise bzw. Käse ab. Das ersatzlose Streichen des Mittagessens beschert Ihnen Heißhunger am Abend, der alle Kalorien rasch einholt. Bedenken Sie, daß Sie am Abend nicht durch Sättigungssignale belästigt werden, Sie können also ohne weiteres tagsüber jede Menge Kalorien einsparen und trotzdem am Abend noch Ihre Energiebilanz aufpolieren.

3. Abendessen

Nützen Sie das durch Ermüdung fehlende Sättigungsgefühl zur völligen Erschöpfung aus. Das Essen sollte nicht portioniert, sondern in großen Mengen gut sichtbar aufgebaut werden. Ein Psychotrick, den Sie nicht versäumen sollten, ist die Möglichkeit, mit dem Essen neuerlich zu beginnen, wenn jemand anderer dazukommt, d. h. wenn Sie sich selbst alleine aus dem Eisschrank versorgen, können Sie ohne weiteres noch mit der Familie die normale Abendmahlzeit einnehmen. Wenn Sie sich vom Tisch erheben, bedenken Sie, daß der Tag noch lange nicht aus ist. Fetten Sie das Fernsehprogramm durch Alkohol und kleine Snacks auf. Wollen Sie auch hier wiederum nicht von Sättigung belästigt werden, achten Sie auf Salz- und Zuckergemische.

4. Flankierende Maßnahmen

Üblicherweise zählt ein listiger Aufspecker nur die Kalorien zu den traditionellen Mahlzeiten. Wollen Sie viele mögliche Extrakalorien an der bewußten Kontrolle im Gehirn vorbeischwindeln, müssen Sie diese dem Unterbewußtsein präsentieren. Sorgen Sie dafür, daß ohne Schwerpunktverlagerung (= bequeme Griffweite) ausreichend Konfekt, Cracker und Knabbergebäck verfügbar sind. Je besser die Ablenkung des Bewußtseins, desto größer die Möglichkeiten fürs gefräßige Unterbewußtsein.

Das Jahresübungsprogramm zum Dickwerden und -bleiben

1. Nützen Sie die Eigenkalorien und Umwegkalorien des regelmäßigen Alkoholgenusses.
2. Essen Sie mindestens 150 Gramm Fett pro Tag.
3. Achten Sie schon beim Einkauf auf die Salz- und Zuckergemische.
4. Verwenden Sie prinzipiell Auto, Lift und ähnliche Bewegungskiller.
5. Essen Sie, wenn Sie satt sind und wenn Sie hungrig sind.
6. Essen Sie Ihre Portionen restlos auf.
7. Helfen Sie Ihren Mitessern.
8. Lehnen Sie prinzipiell kein Essen mehr ab.
9. Bedenken Sie, Alkoholverweigerung ist sträflicher als Kameradschaftsdiebstahl.
10. Fasten Sie – nur wer schon hunderte Kilo Gewicht abgenommen hat, wird richtig fett.
11. Nehmen Sie sich die Kost in Krankenhäusern, Kurorten und Rehabilitationszentren zum Vorbild.
12. Leben Sie mit der Waage – wiegen Sie sich jedesmal vor und nach dem Essen, Saunieren und Geschlechtsverkehr.
13. Lassen Sie Ihr Gewicht bewachen – die Waage hat absoluten Vorrang.
14. Kaufen Sie sich Abmagerungsbücher und Diätliteratur und befolgen Sie diese kurzfristig.

15. Lassen Sie sich von Profis beraten, sie leisten etwas Besonderes.
16. Ersticken Sie sexuelle Regungen mit Süßigkeiten.
17. Planen Sie eine Abspeckkur in Ihrem nächsten Urlaub.
18. Ertränken Sie Ihr Bedürfnis nach Zärtlichkeit in Alkohol.
19. Verbergen Sie psychische Probleme im Kaloriengrab.
20. Schämen Sie sich fürs Essen.
21. Essen Sie schneller.
22. Essen Sie mehr heimlich als in der Öffentlichkeit.
23. Plündern Sie den Eisschrank.
24. Geben Sie jedes Jahr eine Sportart auf.
25. Wenn der Geschlechtsverkehr Ihre letzte Bewegung ist, die übriggeblieben ist, liegen Sie ab jetzt nur mehr am Rücken und bewegen Sie sich nicht, atmen Sie ruhig.
26. Verhüllen Sie Ihren Körper.
27. Meiden Sie Bäder und Saunen.
28. Spielen Sie Gewichtsjojo – Fast- und Mastkuren wechseln ständig ab.
29. Schließen Sie sich zu Gruppen zusammen und applaudieren Sie sich bei Gewichtsreduktion gegenseitig zu.
30. Überanstrengen Sie sich, bis ein Muskelkater Sie tagelang außer Gefecht setzt.
31. Legen Sie prinzipiell das Besteck nicht aus der Hand, während Sie essen.

32. Trainieren Sie, feste Bissen mit einem Getränk hinunterzuschlucken.
33. Üben Sie das Essen ohne Speichelfluß.
34. Essen Sie zuerst die Teile der Nahrung, die Ihnen nicht so gut schmecken, um sich zu den besseren vorzuarbeiten – damit schieben Sie den Sättigungspunkt hinaus.
35. Werfen Sie prinzipiell kein Essen weg.
36. Suchen Sie sich 10 getarnte Aufspecktricks aus Diätbüchern und befolgen Sie diese.

Durchführung

In einem Jahreskalender verordnen Sie sich selbst jeden Tag eine Schwerpunktübung. Suchen Sie Freunde, Familienmitglieder und Firmenkollegen, die beim Aufspecken mitmachen.

Das Aha-Erlebnis II

Dicker: »Stellenweise habe ich den Eindruck gehabt, Sie haben nur mich beschrieben. Ich habe mich bei allem Ärger über die Zusammenhänge recht gut unterhalten. Aber wie soll es jetzt weitergehen?«

Ludwig: »Wie könnten denn einige Spielregeln zur Restrukturierung aussehen?«

Dicker: »1. Ich esse nur mehr, wenn ich hungrig bin.

2. Ich starte ein Muskelaufbauprogramm.

3. Ich halte meinen Blutzuckerspiegel konstant.

4. Ich verzichte auf das Abwiegen.

5. Ich werde nie wieder Radikalkuren machen.«

Ludwig: »AHA.«

Über den Autor

Bernhard Ludwig, Psychologe, leitet seit 15 Jahren Übergewichtsgruppen. Seine verhaltenstherapeutischen Änderungsprogramme wurden vor allem bei Herzinfarkt- und übergewichtigen Hochdruckpatienten entwickelt und erprobt. Er leitet Fortbildungskurse für prakt. Ärzte und Internisten im ganzen deutschen Sprachraum.

Darüber hinaus arbeitet Bernhard Ludwig seit vielen Jahren an der Prophylaxe und Rehabilitation von Herzinfarktpatienten. Auch hier entwikkelte er Gruppenkurse zur Änderung riskanter Verhaltensmuster. Er leitet eine internationale Biofeedback-Schule in Wien für alle Heilberufe und führt Beratungen von Kurorten, Firmen und Institutionen durch.

Anschrift:
Bernhard Ludwig
Kinderspitalgasse 10/17
A-1090 Wien
Telefon aus der Bundesrepublik Deutschland:
00 43 1/48 45 11